U0295982

思辨中医

一位西医眼中的《伤寒论》

宋 玉 著

上海交通大學出版社
SHANGHAI JIAO TONG UNIVERSITY PRESS

内容提要

本书是一本试图阐释中医学科学原理的学术著作，作者为一名科班出身的西医医生，从事肝病诊疗与肝移植工作 20 余年，后参加西学中学习班，成为一名中医医生，本书即为作者的所思所悟。

全书共分四个部分，分别为道篇、理篇、法篇与杂篇。作者在书中阐述了中医"正邪相争"的客观物质基础，提出了自身病理变性异物、异体病理变性异物和人体自主排异本能等新的概念和假说。本书的初衷是以唯物辩证法为指导，利用现代医学和科学的研究成果，对《伤寒论》中的理法方药原理做一个尝试性的阐述和论证，提出一家之言，从而引发读者的思考和讨论。本书可供中医工作者以及喜欢与热爱中医的人士阅读参考。

图书在版编目(CIP)数据

思辨中医：一位西医眼中的《伤寒论》/宋玉著
. —上海：上海交通大学出版社，2022.11(2024.6 重印)
ISBN 978 - 7 - 313 - 27488 - 5

Ⅰ.①思… Ⅱ.①宋… Ⅲ.①《伤寒论》-研究
Ⅳ.①R222.29

中国版本图书馆 CIP 数据核字(2022)第 175394 号

思辨中医——一位西医眼中的《伤寒论》
SIBIAN ZHONGYI——YIWEI XIYI YAN ZHONG DE《SHANG HAN LUN》

著　　者：宋　玉
出版发行：上海交通大学出版社　　　　　　　地　　址：上海市番禺路 951 号
邮政编码：200030　　　　　　　　　　　　　电　　话：021 - 64071208
印　　制：上海新艺印刷有限公司　　　　　　经　　销：全国新华书店
开　　本：710mm×1000mm　1/16　　　　　　印　　张：13.75
字　　数：217 千字
版　　次：2022 年 11 月第 1 版　　　　　　　印　　次：2024 年 6 月第 2 次印刷
书　　号：ISBN 978 - 7 - 313 - 27488 - 5
定　　价：88.00 元

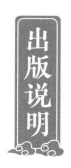

出版说明

　　出版本书并不代表出版者完全认同书中的观点，只是认为作者探索科学的思辨精神值得弘扬，希望本书的出版能够激励更多的人去思考科学的本源，从而形成百家争鸣的科学研究氛围。

前言

　　21 世纪的科技发展日新月异,但人类面临的疾病和健康问题依然严峻。2019 年底,新冠病毒开始肆虐全球,感染人数与日俱增,持续时日尚难预测,为现代医学带来了新的严峻挑战。现代医学最发达的美国却成了感染和死亡人数排名第一的国家。目前,尽管疫苗已大规模普及,但还是被变异的病毒不断突破。这不得不让医者反思,面对病毒,人类除了现代医学之外,是不是还应该寻找一种更高的医学智慧?

　　中国医学与世界其他国家医学的不同之处在于有中医,中医至少延续了 2000 年以上的时间。从中国历史看,瘟疫发生时期,往往更易出现中医大家、新医派、新转机,张仲景的《伤寒论》即问世于东汉末年瘟疫流行时期。中医药在本次新冠肺炎疫情中发挥的作用就得到了国家和社会的认可,这是非常不容易的事。因为过去 100 多年中,中医几经波折,多次处于生死存亡关头,尤其面对现代科技和医学大发展的 20 世纪,中医科学性之争论、用废之争论常成为社会讨论的焦点。

　　关于中西医的问题,毛泽东早在 20 世纪 50 年代就指出了关键所在,可谓是一针见血,并指明了中国未来医学的方向。1956 年毛泽东指出:"要以西方的近代科学来研究中国的传统医学的规律,发展中国的新医学"(《毛泽东文集》第 7 卷)。此后,毛泽东同志又多次指出:"我们中国的医学,历史是最悠久的,有丰富的内容,当然也有糟粕。在医学上,我们是有条件创造自己的新医学的……""西医要跟中医学习,具备两套本领,以便中西医结合,有统一的中国新医学、新药学"(《毛泽东年谱》第2卷)。

如今中医面临的关键问题还是如何用现代科学破解中医学规律的问题,用现代医学的话语阐述中医医理的问题。这个问题不解决,中医发展难以再上台阶。21世纪再用阴阳五行这些文化符号来培养、教育新一代,来传承中医可能行不通。中医不仅要用现代科学来破解,还要用唯物辩证法来指导。

本书的初衷就是以唯物辩证法为指导,利用现代医学研究的成果,为《伤寒论》的中医原理做一个尝试性的阐述和论证,希望能破解其中的奥秘,引起更多的思考和讨论。《伤寒论》属于中医的汤液学,张仲景也因此被誉为"医圣"。中医能否为21世纪的人类疾病治疗提供指导和帮助呢?笔者在《伤寒论》中找到了肯定的答案。

笔者深知现代医学和中医学之间存在的沟壑和争议,但秉承医者最基本的心愿,即尽可能为患者找到合适的、人性化的、创伤小的、方便经济的医治办法,故而尝试在两者之间建立可能的互知互信、互相学习、互相借鉴的通道。

本书阐述内容中的中医部分是建立在经方大家胡希恕先生对《伤寒杂病论》的解说基础之上,也受到汤钊猷院士《西学中,创中国新医学》一书的启发。

笔者只是一名普通的西学中医生,为阐述中医原理,更多偏向于站在中医的立场,又因自身的医学理论和实践水平十分有限,书中难免出现一些偏颇的观点和看法,只希望抛砖引玉,能引起读者更多的讨论和思考。倘有不足之处,敬请读者批评、指正!

宋 玉

2022年3月

目录

第一章　道　　篇

　　本篇利用现代医学基础知识解析了中医正邪相争的客观物质基础,并以唯物辩证法指导分析了两者的辩证关系,从而提出疾病的新定义。病邪分为自身病理变性异物和异体病理变性异物两种,两者是内因和外因的辩证关系。人体自主排异本能与病邪自身病理变性异物与异体病理变性异物的矛盾斗争,是疾病发生、发展、变化和转归的根本动力,两者的矛盾斗争既相互对立又相互统一。这与中国传统哲学"道"的思想相一致。

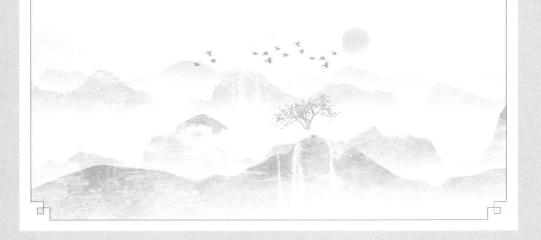

第一节 病 邪 论

以病邪论为本书的开端,目的是探讨病邪的客观物质基础和本质,从而为找到疾病的本质开启大门。疾病的本质是什么?这是人类社会从古至今始终探讨的问题,对这个问题的不同看法,导致了不同的医学观,产生了不同的治疗方法。

古印度医学(约公元前 2000—前 1000 年)认为疾病是气、胆、痰 3 种"体液的失衡"。古希腊医学家希波克拉底(公元前 460—前 370 年)认为疾病是来自心脏的血液、肝脏的黄胆汁、脾脏的黑胆汁和脑中的黏液 4 种体液失衡所致。中国古代医学一般认为疾病是由阴阳五行的失调所致。

源于希波克拉底 4 种体液失衡学说,西方古代医学产生出一种放血疗法,后经希腊医师盖伦的推动,成为一种普遍流行的疗法。认为既然疾病是由于体液不平衡所致,比如发热、头痛等症状就说明体内血液过量了,就需要放血,患者发热越重则需要放血越多,这就是放血疗法的初衷。放血疗法一开始由医生和僧侣实施,后来发展到理发师都可以实施。放血疗法一直持续到 19 世纪。美国首任总统华盛顿就因为发热不退行放血疗法而死亡。当我们站在 21 世纪回望历史,会觉得这是一种多么荒谬的医疗方法。

中国古代医学对疾病的看法是怎样的呢?阴阳失调是如何理解的呢?中医有两本经典著作《黄帝内经》和《伤寒杂病论》,前者文中有"正邪交争"的描述,后者文中有"正邪分争"一词,本书以"正邪相争"做统一表述。笔者分析中医对疾病的看法首先是二元的、动态的,而不是单一的、机械的。这除了让人联想到"阴阳"等传统哲学符号外,也会让人联想到唯物辩证法的根本规律——矛盾规律,即对立统一规律。疾病是"正气"和"病邪"的矛盾斗争,是对立统一律的一种具体表现形式。笔者体会这种疾病观是中医区别于其他古代医学的根本所在。同样面对发热、头痛这样的病症,中国古代医学与其他医学相比要智慧得多,既可以喝草药汤液,又可以行针灸治疗。药是苦了点,但无须冒生命危险去放血。当然,中国古代医学里也有不少现在看来很荒谬的疗法。

要明白正邪相争,首先得弄清"病邪"是什么,这是一个根本性问题,无论对古代医学还是现代医学都是如此。按目前的中医理论,病邪既有外来的"六淫",风邪、寒邪、暑邪、湿邪、燥邪、火邪;也有内生的"五邪"——内风、内寒、内湿、内燥、内火;还有情志所伤。让我们仔细思考一下,什么是风邪?它在哪里?在风里吗?是种特殊物质吗?是风吹了人体,风邪进入人体了吗?为什么同一个环境里被风吹,有人受邪生病,有人不受邪不生病呢?为什么各个患者的病情也都不一样呢?如果是种特殊物质,当今科学界应该能找到,毕竟量子都发现了,风邪物质也应该能找到。还有的观点认为,外邪是种超自然物质。中医理论如今的难题就在这里,找不出客观证据,让人难以信服,阻碍了其发展。

病邪是什么?笔者认为应该站在客观唯物主义的立场来分析思考。风就是风,风里没有风邪,火就是火,火里也没有火邪,其他类推。为了便于解释,笔者以手指烧伤为例,来解说什么是病邪中的火邪。

火致烧伤不是火邪进入身体,火里没有"火邪"这种物质。火的热量、能量首先导致了手指局部温度升高,超过了手指正常承受的范围,进而导致局部微组织发生物理和化学的快速变化,使微组织成分发生变性坏死。

变性是一种物质变成另外一种物质,坏死是活细胞变成死细胞,这是一个质的改变。局部组织里因温度升高生成的变性坏死物质,不再属于身体正常成分,这些变性坏死的物质就是"火邪",即因火烧伤生成的病邪。

再举例说明,半透明的液态生鸡蛋,被油煎以后,变成了不透明的固体状的熟鸡蛋,虽然还叫"鸡蛋",但熟鸡蛋已经不是生鸡蛋成分了,变性成了另外的物质。在分子生物学中有蛋白质变性的概念,一种蛋白质一旦发生变性,这种蛋白质就不是之前的蛋白质了,会失去之前蛋白质的特性和功能。生物体都有这样的特性,体内的成分一旦发生变性就不是原来正常的、鲜活的成分,相对于鲜活的生命体来说,是一种"死了的物质"。不仅如此,对于生物体内的免疫系统来说还是一种"异物"，而这就是病邪的客观物质基础及本质。

一　自身病理变性异物

如何用现代医学的概念把这种病邪的客观本质说明白呢？有个相近的、勉强可用来形容的医学名词是"病理代谢产物"，但仍然不够准确全面。笔者不得不拟一个新概念，称为自身病理变性异物（autologous pathological denatured foreign body，APDFB）。

APDFB是在致病因素作用下，人体自身物质成分发生变性而生成的，是内生的、内源性的，不是外来的，而且一旦生成就有"异物"的属性，就会引发人体本能的"排异"反应，其中包括免疫反应，局部表现为炎症，而病理代谢产物没有这个属性。

（一）APDFB 的成分

医学同行一定会问 APDFB 的成分是什么？因为关系到能否检测出来。笔者分析，APDFB 在目前是很难被检测出来的。因为大多数情况下，人体内的 APDFB 不仅肉眼不可见，而且还是每时每刻都在动态变化着的一组极其复杂的成分，是溶解在组织液和血液中的。少数在病情明显的情况下，肉眼可见 APDFB 从组织中"渗出"或"累积"的表现，比如水肿液、脓液、痰液、胸腹腔的积液、结节、肿瘤等。

因此，用现代医学成分分析的方法来研究 APDFB 就相当困难了，一滴脓液里不知道有多少种物质，可能是几百种、几千种成分，而且随时间不断地动态变化着，如何检测，检测又有何意义？再用鸡蛋打比方，一个生鸡蛋变性成一个臭鸡蛋的过程中，它的成分每时每刻都在变化着，要想检测出有多少种变性成分是不太可能的，而且也是没有意义的。再比如人的手指成分，就更复杂了，不要以为就是块"肉"，从分子层面，是由无法计数的各种蛋白质分子、脂肪分子、糖类分子、核酸分子……组成的；手指被烫伤后，又生成多少种变性的物质呢？无法估量，因此难以检测。

现代医学可以抽血化验检测一些人体成分，但这是目前已知的，未知的成分还有多少呢？几万种？几百万种？几亿种？随着时间推移，科学研究发现的人体成分一定会越来越多，趋向于无限。或许可以想象一下，医学高度发达的 100 年后，一个人的体检报告里可能有成千上万个高高低低的检测指标。这个报告让一个医生怎么来解读呢？又让患者怎么了解自己的健康状况呢？要用人工智能（AI）来进行大数据分析？笔者并不否认应当不断地对人体进行科学研究，这是科学发展的必然过程，只是面对无穷无尽的科学新发现，需要一种不同的思维方式、不同的视野来认识与思考。

因此，APDFB 成分的问题，笔者思考，首先要从宏观的和历史的视野分析。宏观视野是把 APDFB 进行分类和定位就可以了，不需要研究它具体是什么成分，这种认识方法包含在《伤寒论》的六经辨证过程中，详见"理篇"；历史视野是相信人体经历百万年的漫长进化过程，不管 APDFB 有多少种成分，多复杂，人体本能力量在微观层面，有足够的能力和办法，把 APDFB 代谢分解排出体外，这是确定的，否则人类就不可能延续到今天。

APDFB 生成后存在和分布在身体哪里呢？笔者分析，在躯体层面上，可在小范围的区域里，也可在大范围的区域里，是一种动态变化的分布存在。比如手指的烧烫伤，初期小范围就在手指的局部，若病情恶化会累及整个手指、整个手部甚至手臂；再如受寒感冒，初期是在呼吸道黏膜、头面部，若继发细菌感染会累及肺部。在微观层面上，APDFB 可存在于血液、组织液、淋巴液、组织间隙、筋膜腔隙中，它包含坏死变性的细胞、组织液、血管、淋巴管、神经等。

（二）APDFB 的代谢

APDFB 最终被肝脏解毒、代谢、分解，排出体外。肝脏是人体最大的代谢解毒器官，身体内绝大部分有害的物质，都会在肝脏中被分解、解毒、转化和代谢。其他脏器没有这个功能，研究发现，肝脏内部可发生 500 种以上的生物化学反应，因此，疾病时 APDFB 成分应在肝脏内被代谢。代谢后的物质，一方面随胆汁排入肠道，以粪便形式排出体外；另一方面经肾脏滤过，随尿液排出体外。

二　异体病理变性异物

同理，相对应的还有另外一种病邪，即异体的、外源性的、继发性的病邪，如病毒、细菌、毒物等，称为异体病理变性异物（heterologous pathological denatured foreign body，HPDFB）。

HPDFB 是在致病因素作用下，外界的、非人体的物质成分进入并作用于人体，且是外源性的，同样具有"异物"的属性，会引发人体本能的"排异"反应，其中包括免疫反应，局部表现为炎症。

这里的"异物"是借用现代医学免疫学里的概念，对应的名词为抗原，说异物大众容易理解，说抗原医学界容易理解。通俗地讲，人体免疫系统会把任何不是自身成分的物质都归为异物或抗原。只要异物或抗原在身体里出现，就会激起免疫系统产生免疫反应，最终要把异物或抗原分解、代谢并排出体外，这个过程称为"排异"，这是所有动物具有的微观层面最基本的本能之一。"排异"一词更多用于现代医学的器官移植领域。现代免疫学的起源和发展是建立在外源性病原微生物，即 HPDFB 的发现和研究基础之上的，近些年才逐步开始认识身体内部成分 APDFB 的自身免疫问题。

借用现代医学的"异物""抗原""排异"这些名词和概念的目的，是为了更容易理解病邪 APDFB/HPDFB 的本质。但客观上，人体的本能"排异"和免疫"排异"两者之间又有很大的不同，前者是整体的、全方位的生命反应，后者只是微观的、细胞层面的反应。APDFB/HPDFB 的成分不全是抗原，还包含有其他物质，因此不仅可以刺激免疫系统引发免疫反应，还会刺激身体其他功能系统，从而引发整体性的、全方位的本能反应。例如，神经调节系统反应、体液调节系统反应等；心脏泵血量的增加、肝脏解毒代谢增强等；躲避、休息等意识行为反应。APDFB/HPDFB 引发身体反应的范围和复杂性超出现代免疫学的范围，是一种人体本能的、整体的、自动的反应。

再以手指烧伤为例来说明，"火邪"是在火的高温作用下受伤的手指内生成 APDFB，当继发细菌感染后再生成 HPDFB。同理，中医的风邪、寒邪、暑邪、湿邪、燥邪也一样，都是这些外界致病条件作用于人体生成相应的、引发人体不同本能反应的 APDFB/HPDFB。

APDFB 与 HPDFB 是两种不同性质的病邪,在疾病发生、发展过程中起的作用也是不同的,因此必须加以区分,但两者往往又是相互配合、密不可分、共同作用的。APDFB/HPDFB 应是中医"正邪相争"所指的"邪"方。

为了更形象说明,APDFB/HPDFB 在人体微观组织内存在的示意图参见图 1-1。

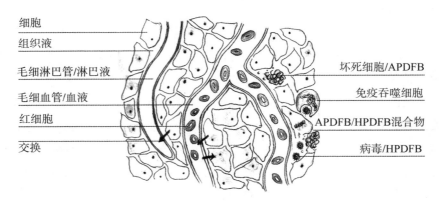

细胞
组织液
毛细淋巴管/淋巴液
毛细血管/血液
红细胞
交换

坏死细胞/APDFB
免疫吞噬细胞
APDFB/HPDFB混合物
病毒/HPDFB

图 1-1　人体微循环及 APDFB/HPDFB 示意图

三　人体自主排异本能

人体对 APDFB/HPDFB 发起的自动的、自主的、全方位的"排异"反应的本能,称为人体自主排异本能(human autonomic rejection instinct,HARI)。自主自动是因为这种本能反应在大多情况下不受人的自我意识支配。笔者认为 HARI 应是中医"正邪相争"所指的"正"方。

一旦人体内生成病邪 APDFB/HPDFB,就必定会激发 HARI,人体会用尽一切办法把 APDFB/HPDFB 分解、代谢掉,最终排出体外。这种本能是生物体经过亿万年进化所形成的,是被设定的、有绝对性一面的。对人类而言,HARI 不受人的主观意识控制,是自然、自动、自主发生的。只要 APDFB/HPDFB 在身体内一直存在,HARI 就一直要排异,一直要斗争,绝不停止,这就是"正邪相争"的绝对性、无条件性。HARI 的运行和特性详见"人体本能论"。

再以手指烧伤为例,当手指受伤的第一瞬间,受伤组织内生成的 APDFB

立刻激发 HARI 强烈反应,在宏观上,人本能地将手快速缩回,以阻止其继续受到伤害;在微观上,HARI 调动内部多方面力量逐步代谢、清除 APDFB/HPDFB 成分,最终将代谢产物排出体外,直到康复。

四 HARI 与 APDFB/HPDFB 的辩证关系

有了上述概念,中医"正邪相争"的客观物质基础就清晰了,再结合唯物辩证法,分析两者的辩证关系,为进一步阐明中医辨证施治理论提供了依据。

"正邪相争"就是 HARI 与 APDFB/HPDFB 的矛盾斗争,是疾病这个事物内部的根本动力,推动了疾病的发生、发展、变化和转归。

在疾病状态下,HARI 与 APDFB/HPDFB 两者的斗争性是绝对的、无条件的、普遍的。只要体内存在 APDFB/HPDFB,人体 HARI 是一定要把 APDFB/HPDFB 排异出体外的,这与空间条件、时间长短、人的主观意识,甚至医疗干预都无关。两者的矛盾斗争规律,对于树立正确的医学观有极其重要的意义。例如,疾病过程为何有急性和慢性之分? HARI 若在相对短时间内把 APDFB/HPDFB 排异出体外则表现为急性病程,HARI 若长时期也无法把 APDFB/HPDFB 彻底排异出体外则表现为慢性病程,甚至终身病程。

两者作为斗争双方又存在统一性,相互依赖、共存共生,即"你中有我,我中有你"。在疾病状态下,必定会有 APDFB/HPDFB 的生成,同时身体必定会启动 HARI;反之,发现身体启动 HARI,说明体内必定有 APDFB/HPDFB 生成,身体必定处于疾病的状态;两者在斗争过程中还会发生相互转化、相互渗透,因此难以绝对分割,这就是矛盾斗争所具有的统一性。用中国传统哲学语言,阴阳既对立制约又互根互生。两者的统一性规律对于树立正确医学观、指导疾病临床诊断和治疗都有着极其重要的意义。而忽视或否定两者的统一性,就很容易把 APDFB/HPDFB 当作身体的绝对对立面去看待,即当作身体的"绝对异物",从而产生以直接、坚决、彻底地消除 APDFB/HPDFB 为医疗目标的机械主义医学观。

两者的统一性又是相对的、有条件的、暂时的、易逝的,当疾病发展到后期,患者康复或者死亡时,就失去了这种统一性。

中医理论自古以来一直反复强调"正邪相争",但正和邪到底是什么,人们一直无法解释清楚,因为对应不到客观存在的物质,不知道身体为什么斗争,与什么物质斗争,这也成为 21 世纪制约中医生存和发展的"紧箍咒"。中医理论常被质问的一句话是"拿出客观事实依据来证明"。笔者看到,如今现代医学发展迅速,累积了大量客观发现和研究成果,这为中医理论的阐述提供了极其有利的客观资料,也为中医理论实践的重生创造了新的机会。

现代医学发展到 21 世纪,虽然在科学技术上高度发达、日新月异,但在哲学高度上却还没有真正明白疾病"正邪相争"的本质。在疾病状态下,HARI 与 APDFB/HPDFB 的斗争是一个微观的、动态的、鲜活的生命过程,因此目前还难以用现代医学静态的、标本式的、机械的实验研究方法来观察和检测。鲜活的组织一旦作为标本从人体中采样取出(如穿刺活检),瞬间就死亡,变成了 APDFB,同时 HARI 也消失了。化学液固定的组织标本,能看到的只能是死亡细胞的"尸体"APDFB 和病毒微生物的"尸体"HPDFB,无法看到或检测其他 APDFB 及其复杂的成分。所以,当科学家们看到组织标本里的病毒微生物时,就很容易断定引起疾病的原因就是这些病毒微生物,它们是最根本的致病原因。这种把外因当作疾病的根本原因、第一原因的医学观是不符合唯物辩证法的。眼见为实,但不一定为真。

另一方面,现代医学常常把 HARI 在排异 APDFB/HPDFB 过程中显现出的症状反应当成了"疾病"本身,从而导致相当多的医疗方法竟然是"打压""抑制""削弱"HARI 来求得症状缓解,如免疫抑制疗法。这使得 APDFB/HPDFB 在人体内长期存留,无法彻底清除,从而引起疾病的慢性化和各种各样的药物不良反应。笔者思考,这是不是"放血疗法"思维在新时代的一种变相延续呢?

五 APDFB 与 HPDFB 的辩证关系

APDFB 与 HPDFB 是两种不同性质的病邪,必须进行区分,研究和探讨两者的辩证关系,对疾病治疗的目标有重要意义。

APDFB/HPDFB 两者的关系符合唯物辩证法内因外因关系论,即疾病内部矛盾(内因)是疾病发生、发展、变化和转归的决定性因素。APDFB 是疾病的内因,是根本原因,决定着疾病发展的基本趋向,而 HPDFB 是疾病的外因,是第二位的原因,是疾病发展的外部条件,对疾病发展只起到加速或延缓的作用；APDFB 是疾病变化的根据，HPDFB 是疾病变化的条件，HPDFB 无论多强大，必须通过 APDFB 内因才能发挥致病作用。因此，疾病的根本性治疗应是针对 APDFB 的治疗，其次才是 HPDFB 的治疗，不能颠倒。"中医治本"的客观原理就在于此。

APDFB 与 HPDFB 又是相互依赖、相互联系的，在疾病发生、发展过程中常常又是密不可分的，在一定条件下 APDFB 与 HPDFB 还可以相互转化，即 APDFB 的成分、性质可转变为 HPDFB，HPDFB 经 HARI 解毒代谢亦可转变为 APDFB。

现代医学从起步发展到 21 世纪，重点关注和研究的是 HPDFB（如病毒、细菌），虽然贡献巨大，但因尚未认识到 APDFB 对疾病的重大意义，更未认识到 HARI 及两者的辩证关系，导致作为一种医学体系存在明显的缺陷。

在把外因 HPDFB 当作疾病根本原因的医学观指导下，往往会把医学研究和治疗的重点放在对抗病原微生物上。外因也是重要因素，但毕竟不是根本因素。只针对外因而忽视内因的医疗会产生一系列不利的问题，对疾病的研究、治疗往往耗费巨大的人力、物力、财力和时间，但收效却不一定理想。比如流感，现代医学经过几十年的研究努力，虽然弄清了病毒的基因序列和整体结构，在电镜下能清楚地看到病毒的样子，但至今都没有找到针对性的治疗方法，仅是对症治疗。曾经大力研发出来的抗病毒药或疫苗，很快就因病毒出现变异而被淘汰。

另一方面，当临床面对诸多没有 HPDFB 存在的疾病，如非细菌性炎症性疾病时，现代医学的治疗手段十分有限。近些年的研究发现，非细菌性炎症相当广泛，存在于很多疾病，尤其是自身免疫病，以往又称为风湿免疫病，如风湿性关节炎或类风湿关节炎、纤维组织炎、强直性脊柱炎、自身免疫性肝病、系统性红斑狼疮、干燥综合征、慢性溃疡性结肠炎等。现代医学认为这类疾病是免疫系统出了问题，错误地攻击了自身的组织引起，因此将医疗重点放在如何抑制这些免疫细胞、消减炎症、清除自身免疫抗体上。

但本书结合唯物辩证法思考，对这类疾病有完全不同的视角和思考：人体 HARI 不应也不会对自身的正常成分发起排异反应，只能对自身变性的成分即 APDFB 病邪发起排异反应，从而产生炎症表现；虽然显微镜下肉眼可以观察到炎症表现，但不能因为只看到免疫细胞的聚集或血液中检测到自身免疫抗体就急于下定论，认为炎症反应是过度的、自身抗体是异常的；这些肉眼可见的炎症反应只是现象,不是本质。如前述,APDFB 成分复杂,溶解于组织血液中,在显微镜下肉眼是难以看见的,在血液中也是难以检测的,更何况其尚未被认知到。

医者是否应进行辩证反思,为什么免疫细胞要聚集,要发生炎症反应呢?身体为什么要生成自身免疫抗体呢?是由于体内有 APDFB 生成,只有 APDFB 才会激起这样的本能反应,免疫细胞不会无缘无故地聚集,免疫细胞的聚集处一定是有 APDFB 的存在。不能因为 APDFB 在显微镜下看不见、血液里检测不出来就否定它的存在。为什么炎症会持续存在、慢性迁延呢?原因很简单,APDFB 持续生成而 HARI 力量不够,始终无法彻底清除 APDFB,两者的矛盾斗争过程一直持续僵持,即"正邪相争"持续,故表现为慢性炎症迁延不愈;APDFB 为何会持续生成呢?一方面是因外在致病条件的持续作用;另一方面是矛盾斗争过程中矛盾双方会发生对立面的相互转化,即 HARI 在与 APDFB 的斗争中,会部分转化为 APDFB,生成新的 APDFB,形成新的斗争,从而表现为炎症的迁延。

笔者以现代医学检测到的一个成分:类风湿因子(rheumatoid fever,RF)为例,来进一步具体地解析 APDFB/HPDFB 的作用及与 HARI 的辩证关系。

现代医学认为:RF 的产生原因可能是由于病毒、支原体等持续感染刺激机体产生了抗体 IgG,当抗原与抗体形成复合物,使自身的 IgG 变性,变性的 lgG 又成为新的抗原,促使机体再产生抗 IgG 的抗体(即抗抗体),这种抗变性 IgG 的抗体即为 RF。RF 见于多种系统性自身免疫病(风湿免疫病)和感染性疾病,也可在健康人群中被检测到。前述研究内容说明以下几个问题:

1)"病毒、支原体等"就是 HPDFB,"感染刺激机体产生抗体 IgG"是 HARI 在分子免疫层面的反应,抗体 IgG 是人体的免疫成分。因为现代医学不认识也看不到最初机体生成的 APDFB,只能看到继发的 HPDFB,因此会认为 HPDFB 是疾病最初的根本病因,这是一个很大的缺憾。

2)"抗原与抗体形成复合物"说明 HARI 与 HPDFB 矛盾斗争的统一性,相互关联、密不可分。

3)"IgG 变性又成为新的抗原",即原来是自身成分的 IgG 发生了变性,转变成了 APDFB。这说明了什么?HARI 在排异 HPDFB 的过程中,发生了向对立面的转化,变为 APDFB。疾病内部矛盾双方在斗争中既有相互对立、相互排斥，又会作为斗争的结果发生对立面的相互转化、相互渗透，形成"你中有我，我中有你"，这是唯物辩证法在医学上的一个最具体、最鲜明的体现。

4）由变性抗体形成的 APDFB/HPDFB 混合物，作为新病邪再次激发HARI 产生抗抗体，即 RF，说明正邪矛盾斗争的绝对性一面，只要病邪存在，HARI 就必然持续斗争；这也解释了为何随着病情进展，最初的"病毒、支原体"HPDFB 被消除后，炎症反应还长期存在的原因。

5）为什么会"持续感染"？ 因为 HARI 力量不够，最初的 APDFB 清除不了，继发的 HPDFB 也难以清除，HPDFB 因 APDFB 存在而存在，所以感染才会持续；只有 APDFB 被彻底清除，感染才会停止。

6）把 RF 检测当作疾病诊断的指标，笔者很赞同，因为它不仅证明了体内有病邪，也证明了 HARI 正在斗争中。但把 RF 当成治疗去除的目标，笔者不赞同，因为它代表的是疾病的"正"方（HARI），把它"打压"下去，就是把 HARI打压了。这些风湿免疫病用激素或免疫抑制剂治疗的目的是什么？ 到底起了什么样的作用呢？ 停药后为什么常常会复发？ 为什么要长期服药？ 这不能不让医者反思。

7）"RF 可在健康人群中检测到"这又说明什么？ "健康人群"是真正健康的吗？ 按病邪论，这些 RF 检测阳性的"健康人"不就是病人吗？

8）风湿免疫病最佳的医学治疗策略应是什么？ 是不是应辅助提升 HARI力量，将最初生成的 APDFB/HPDFB 混合物，即 RF 所攻击的异物，排异清除出体外，从而平息炎症呢？

六　APDFB/HPDFB 在体内的转移

组织间存在 APDFB/HPDFB 时，由于 HARI 反应，局部供血增加，毛细血管的通透性进一步提高，免疫细胞就会穿过毛细血管壁进入组织细胞间隙，进行吞噬。毛细血管是最细的血管，平均直径 $7\sim9\,\mu m$，管腔只有一层内皮细胞，相邻的内皮细胞之间由较大的间隙或缝隙连接，有的还具有窗孔，通透性很高。细胞和组织间的营养物质和代谢废物是从毛细血管进出血液的，毛细血管又被称作交换血管。炎症时通透性更高，大体积的免疫细胞此时可以穿过。

HPDFB 免疫原性强,是免疫细胞主要清除的目标,而 APDFB 免疫原性弱,大部分可能通过渗透方式从毛细血管进入血液,连同吞噬后的免疫细胞一同被循环带走。当然也有部分是进入淋巴管,通过淋巴循环被带走。淋巴循环目前被认为是血液循环的辅助和补充,但在炎症反应区域,笔者推测淋巴循环对清运 APDFB 和免疫细胞作用也许更为重要,炎症区域淋巴回流相关的淋巴结常常肿大、疼痛就是证明。

当 HARI 力量较弱时,本应该在局部体表黏膜被免疫细胞彻底吞噬的 HPDFB 没有被彻底吞噬,导致部分 HPDFB 连同 APDFB 从通透性很高的毛细血管进入血循环。那么转移路径是:从毛细血管到微静脉、小静脉,再逐级汇入大的静脉,最后经腔静脉回流入心脏右心房,然后再从右心室被泵出,进入肺脏微循环,也就是肺泡毛细血管网,再从肺脏回流到左心房、左心室,再被泵出到全身的微循环,包括皮肤、肌肉和内脏的毛细血管网,再回流到静脉……往复循环。APDFB/HPDFB 凡经过毛细血管网时,因血流速度极慢和管径最微细,容易发生阻隔和沉积效应,触发这些区域 HARI 反应,产生炎症。

APDFB/HPDFB 体内的转移是病情不断进展、身体各部位出现新症状的根本原因。

七 APDFB/HPDFB 的清除

在宏观上,APDFB/HPDFB 是被 HARI 力量"排异"清除出体外的。在微观上,APDFB/HPDFB 是如何具体被清除的呢? 笔者结合现代医学基础理论和相关知识做些解析,清除过程主要分为三个阶段。

第一步:局部"清扫"。生成 APDFB 的组织区域会出现对应于现代医学的炎症反应,这是显微镜下肉眼可见的,是 HARI 排异反应的微观表现,属于医学免疫学研究的领域。APDFB 最初生成时,多数情况下并不伴有 HPDFB,即没有病毒、细菌等微生物的感染,属于"无菌性炎症"。炎症反应的发生是微循环带来的大量免疫细胞,用"吞噬"的方式把 APDFB 从组织内逐步清除。这些免疫细胞有很多种类,如白细胞、淋巴细胞、嗜酸性粒细胞、单核巨噬细胞等,功能也各不同。免疫细胞的作用,形象地说相当于清洁工(参见图 1-1)。

第二步:微循环"运输"。这些免疫细胞打扫的 APDFB/HPDFB 是通过微循环的血液或淋巴液带走的。微循环中的毛细血管和淋巴管,24h 流动着血液和淋巴液,不仅为细胞运输营养和氧气,同时也带走代谢废物和 APDFB/HPDFB。炎症阶段,这些管道的通透性都会增加,便于免疫细胞进出和 APDFB/HPDFB 的输送。

第三步:被肝脏分解、转化、代谢后,通过分泌胆汁排入肠道或经肾脏滤过形成尿液的方式排出体外。而参与"清扫"的免疫细胞会被淋巴结、脾脏等器官进行滤过、分解和更新。

理解 APDFB/HPDFB 在微观上是如何被清除的,对中医临床治疗观念可提供客观性指导,故而非常重要。为什么要理气、消积、清热、解毒、活血化瘀……这一切的目的就是为了辅助提升 HARI 的力量,改善疏通局部的微循环,及早、彻底地把 APDFB/HPDFB 从局部清除运走,最终被分解代谢出体外。这原本是 HARI 自动的、自然的、本能的运行过程,只是在特定的时间空间条件下,由于种种致病原因,HARI 力量被削弱、阻碍了,才使得这个清理过程一直处于"没完工"的状态,从而出现各种各样的病症表现。所以中医辨证施治的最终目的,就是顺应辅助人体这一本能过程,提升 HARI 的力量,疏通微循环障碍,让 HARI 排异 APDFB/HPDFB 的过程最终完成。

当然,也存在因病程过长,APDFB/HPDFB 累积量过大,体内形成肉眼可见的脓肿、积液、肿块等情况,在自然状态下被 HARI 通过体表、呼吸道、肠道、尿道等方式排出体外。此时是真正需要现代医学发挥作用的时机,尤其是现代外科学的辅助,通过局部外科手术,切除病灶及切开引流等方式,辅助 HARI 把 APDFB/HPDFB 排出体外。这是特定条件下不得已的正确治疗方法。一方面是因为,如果在疾病初期能用药物等方法辅助 HARI 把 APDFB/HPDFB 排异清除出去,此时无须手术;另一方面,手术的创伤会损伤身体,削弱 HARI 的力量,并产生新的 APDFB 或 HPDFB(如术后感染),引起新的排异反应,进入新的疾病过程;手术的创伤危及 HARI 时,甚至会导致病人直接死亡,故需要术前慎重地权衡利弊。

八　病邪解析

笔者以上述新概念,结合现代医学研究内容,尝试性解析中医传统典籍中各种病邪及现代出现的一些新病邪的客观物质基础、生成的原理以及与人体本能排异力量的相互作用。这些病邪是不同的外界致病因素作用于人体,当HARI力量不足时,生成最初的APDFB,是人体生病初起的根本原因。初起生成的APDFB若没有被HARI及时排异出体外,会生成继发性的病邪HPDFB,最常见的是病毒、细菌这些病原微生物的感染,从而进一步激发HARI的排异反应,出现各种各样的病症。

(一)风邪

《黄帝内经》说风邪为"百病之长"。风邪也是"六淫"之首。说明风最容易引起人生病,为什么呢?其实这是一个简单的物理学常识,物体周围的空气快速流动可以让物体快速降温。人体也一样。

生理学研究表明,在各种温度环境下,人体各部位的温度并不完全一致,但脑和躯干核心部分的温度会保持相对恒定(图1-2)。虽然人体是恒温的,相对于中心区域而言,体表的温度往往比体核偏低。当环境温度20℃时,手的温度约为28℃,小腿温度约为31℃,躯干约为37℃。人的体温在一天内也是波动的,清晨2:00—6:00体温最低,午后13:00—18:00最高。一年四季来看,夏天体温分布在体表和体核相差最小(2~3℃),冬天分布相差最大(10~20℃)。

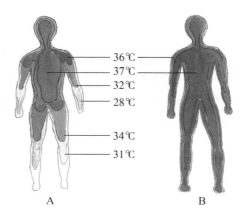

36℃
37℃
32℃
28℃
34℃
31℃

A   B

图1-2　不同环境温度下人体体温分布状态示意图
注　A环境温度20℃;B环境温度35℃。

体温的维持和调节是人体的生理本能之一，不受自我意识控制。当风吹到人体，可使局部温度迅速下降，大多数情况下最先影响到的是头面部、颈部。局部组织温度的快速下降，一时间超过身体的调节能力，温度不能恢复，局部组织内就会率先生成 APDFB，而 APDFB 又会激起 HARI 反应，这就是风邪的客观物质基础。不同身体状态的人对局部温度变化发生的反应是不同的。下面仅举两种情况来说明。

一种情况是感觉灵敏、自我保护意识强、本能力量强的人，吹风感觉到凉后，会通过躲避、增加防风措施、饮用热水等方式让身体快速回暖，迅速恢复局部体温。这是生活中一个极其普通、常见但又极易被忽视的情景。从一般认识角度看，这不可能是一次"生病"，从现代医学来看更不可能是"生病"，但按前述概念看，此人已经生过病了，只不过没什么症状自己就康复了，属于"隐性生病"。这里很关键了！一定会有人问："正邪相争"了吗？体内有病邪生成了吗？按前述概念，一定是有病邪生成了，是 APDFB，只不过生成的量少、存在的时间极短而已。如果体内没有 APDFB 生成，身体就不可能有凉冷的感觉，HARI 不可能启动行为反应，使局部受风吹下降的体温迅速恢复正常，当然还有微观层面排异局部组织内的 APDFB。冷觉虽然是大脑形成的感觉，但从物质分子层面看，这种感觉是神经末梢感受器将低温组织内的物质成分变化，通过化学反应方式，转化为神经电信号，传入大脑形成的。而局部低温组织内的物质成分变化不就是 APDFB 吗？吹风后感觉冷的瞬间不就是"正邪相争"的外在表现吗？只不过这个短时间内身体"排异"过程是隐性的，而做出的行为反应是显性的。

何为健康？健康的本质或许是每时每刻无症状的"正邪相争"，即"隐性生病"，在康复时的瞬间呈现。这应是健康的唯物辩证法新阐述。这不禁让我们联想到一个成语，出自《庄子·齐物论》："方生方死，方死方生。"

另一种情况是感觉不灵敏、自我保护意识差、体质也一般的人，也就是本能力量不足的人。风吹时间长些，局部低体温持续时间长一点（这个时间长短是相对的，因人而异），出现了怕冷、寒战、打喷嚏、流鼻涕、咳嗽等症状，也就是通常的感冒症状。此情况下，体内不仅生成 APDFB，也会生成 HPDFB。

笔者以病理生理学相关知识尝试分析下这个过程：局部的低温，尤其是快速的低温，会导致皮肤黏膜微血管收缩，导致微循环血流减慢，细胞供血、供氧减少，影响细胞代谢；缺氧会引起部分细胞肿胀、坏死；微循环障碍让一些代谢废物转运不利，累积在组织内，并不断发生变性，再加上组织细胞内一些不耐低温的生物大分子，如生物酶也会发生变性，这些变性坏死的物质汇总在一起就是 APDFB。微血管在低温时会先收缩然后扩张，这是一种局部的本能反应。再扩张时会发生血管通透性改变，组织渗透增加，这种病理性的渗透物也是 APDFB。现代医学有个名词叫"缺血再灌注损伤"，可以用来解释这个过程，只不过这是极微观层面的、极轻度的过程。寒战是通过肌肉收缩增加产热的过程，是身体对局部体温降低的本能调节反应，也属于 HARI。

那么 HPDFB 在这个过程中是如何生成的呢？为什么会出现打喷嚏、流鼻涕呢？笔者从微观上分析：人的体表和黏膜平时就生活着大量、多种多样的微生物。有报道称人体微生物的数量远远超过人体细胞的数量，包括各种病毒和细菌。它们与人体是共生关系，也是抗衡关系、斗争关系。当人体头面部局部温度下降，最先会导致鼻腔黏膜微循环的障碍、组织细胞缺血/缺氧，黏膜细胞肿胀、变性、坏死，生成 APDFB，黏膜通透性增加，导致免疫屏障功能下降。生活在黏膜表面比细胞体积小很多的病毒（通常是鼻病毒），此时就会率先"自然而然"地进入黏膜细胞层，感染细胞，在细胞中繁殖，加重黏膜水肿和微循环障碍，生成 HPDFB，再次触发 HARI 产生排异反应，因此出现打喷嚏、流鼻涕的症状。为什么说是"自然"进入，而不是"主动侵入"呢？因为人体鼻腔黏膜如果正常的话，这些病毒微生物是无法进入人体的，只有黏膜细胞"生病"了，即生成 APDFB 以后，它们才能进入。进入身体的病毒微生物及其成分就是典型的 HPDFB。所以 HPDFB 一定是继发于 APDFB 生成的。有了 APDFB 可以不产生 HPDFB，但没有 APDFB 一定不会产生 HPDFB。病毒微生物是通过 APDFB 才能进入人体感染更多细胞而发挥致病作用的，流感病毒的致病原理也是一样。这是唯物辩证法内因和外因关系论的一种具体体现。

如果此时身体 HARI 力量仍不足，APDFB/HPDFB 不能及时被清除排出，则病毒等微生物会在人体内大量繁殖，感染更多细胞，引起新一波组织肿胀、微循环障碍和细胞死亡，生成新一波 APDFB/HPDFB；如果 HARI 力量还不够，就继续这个过程，形成恶性循环，病情不断加重，直到病人死亡。可见在疾病的发生、发展过程中，APDFB 与 HPDFB 两者是紧密相关、相互配合的，HPDFB 对疾病的发展起到加速或加重的作用，这是由两者的辩证关系所决定的。

综上，身体受风后，因 HARI 力量不足，导致局部降温，首先生成 APDFB，如果 HARI 力量仍不足，则继发生成 HPDFB，这就是风邪的本质。风邪 APDFB/HPDFB 一同激发 HARI 反应，出现各种各样的病症，这就是风邪致病的原理。

当然，受风后还会产生很多其他不同程度的病情，甚至会有因一次受风寒而导致病人死亡的情况，死亡标志着"正气"HARI 的彻底丧失。当 HPDFB 在体内大量生成、引发 HARI 强烈反应，出现发热、头痛、身痛、咳嗽、咳痰、气促等明显的症状时，才是现代医学能通过实验室检查做出疾病诊断、实施治疗的时段。而中医可以在此前阶段就能进行辨证施治，只是无法给出令人信服的客观数据来证实，只能陷入一大堆习惯性文化语言符号的解说中。尽管如此，按中医辨证施治原理，即使不知道病毒、细菌这些 HPDFB 是什么，也不影响其辨证施治的过程和疗效，这既是中国古人的一种智慧，也是辩证法思维的智慧（详见"病原微生物感染论"）。

再补充阐述一下风邪的其他特点，比如"易袭阳位"，就是身体突出来的部位，包括头面部、手足、肘膝肩关节等，这还是简单的物理温度变化问题，突出部位比内部更易受到外界影响，导致温度变化大。还有风邪致病的多变性、游走性，笔者分析可能是风作用于身体产生降温效果的不均一性所致，或可能与 APDFB/HPDFB 在体内清除不彻底，随血循环多处转移、沉积有关，详见"理篇"。

（二）寒邪

寒和风有共性也有不同。寒也导致局部身体温度下降，但如果没有风的协同，降温的速度一般没有风寒来得快。风作用短暂，而低温寒冷的环境往往是持续的，会从整体上慢慢消耗身体的能量。日常生活中，冷风吹会使面部、手冷而身体内部不冷，但长时间严寒会让人感觉"骨头"里冷。如果不能及时避开寒冷源，或采取保暖措施，或进食热量食物，当寒冷刺激超过身体本能力量的调节能力时，身体整体就会降温。从生理学的研究看，人在寒冷的环境中，身体的本能反应是收缩外周血管，减少四肢血流量，以维持内脏和大脑的血供，保持内脏和大脑的温度。这种"舍外保内"的策略会导致四肢微循环血流减慢，温度更低，体表和体核温差加大。这就是为什么中医总结寒邪的特性是凝结、凝滞、收引,是身体本能力量从身体宏观整体角度进行调节的结果,这种策略是漫长生物进化过程中形成的,是不以人的主观意志为转移的。

寒对人体的影响范围往往比风更大,不仅可以导致人体外围温度下降,也可以引起内部温度下降,这取决于所处寒冷环境的时间、防寒措施的强度以及身体本能力量的强弱等。身体本能力量不够时,气血弱、流速慢,在温度过低的局部必然会产生大量的 APDFB,这就是寒邪的客观物质基础。发生在四肢,表现为冻疮、风湿性关节炎等;发生在内脏,表现为腹冷痛、水样腹泻等。风和寒在自然环境中往往又是并行的,两者联合的降温力量更快、更强,人体本能力量常常招架不住而致病。寒邪致病早期通常不生成 HPDFB,如没有微生物感染的冻疮、关节炎、腹泻等。现代医学对这类疾病主要是加强防护、理疗加温等,缺少特效的治疗方法,也是因为没有认识到 APDFB 的作用。中药治疗这类疾病的特效方法有很多,参见"法篇"。

(三)暑邪

暑气致病为暑邪。发生的时期一般是夏季。不仅寒对人体有影响,过热的环境也同样会对人体产生影响。外界环境温度升高,人体的温度也会升高,触发 HARI 启动,需要降温、排异暑邪。除了避热就凉等意识行为反应外,还有人体自身体温调节反应的参与。

生理学研究发现,人体散热降温有 5 个办法:第一种是辐射散热,这是外界温度低于体温时的主要方式。第二种是对流散热,即皮肤周围的空气流动散热,如用扇子、电扇加快空气流动。第三种是蒸发散热,是指水分从体表汽化蒸发时带走热量。尤其当环境温度接近体温或者高于体温时,其他散热方式就不能发挥作用了,只有蒸发散热这一种方式,故非常重要。蒸发散热又分为两种方式:①不感蒸发,水分直接从皮肤表面蒸发,没有汗腺参与,即不出汗的蒸发。虽然没有感觉,但是一天的蒸发量,约有 1000 ml;这也是后述"气"概念的重要理论支撑。②可感蒸发,即出汗,汗腺主动分泌汗液散热。汗腺是人体主动调节体温的重要效应器。第四种是传导散热,即通过与皮肤接触的物体散热,如导热好的化纤织物。第五种是呼吸、尿液、粪便排出体外的散热,占了很小部分。

当人体处在高温环境下,尤其是环境温度接近或超过人体温度时,汗液蒸发散热成为最主要的散热方式。由于汗液中约 99% 是水分,约 1% 是盐分,盐分中主要是氯化钠，因此汗液相对于组织液来说是低渗的。大量出汗后若不能及时补充水分和盐分，会造成人体脱水，且水分丧失远多于盐分，这种脱水在病理生理学上被称为"高渗性脱水"。组织液和血液内氯化钠浓度升高，又会引起部分细胞内的水分向细胞外转移，导致细胞脱水变性；同时体温的升高也会引起身体内诸多成分直接发生变性，尤其是各种酶蛋白分子，这些变性的细胞和物质分子共同形成了暑邪 APDFB，这就是暑邪的客观物质基础和本质。HARI 力量调节体温及排异 APDFB 的过程中，可出现一系列症状表现，如口渴、头痛、头晕、无力等，这就是中暑病的中医原理。

如果身体调节体温的能力进一步下降，会导致高热，当大脑温度达到 42℃时，因大脑对温度敏感，可导致脑功能受损、脑电丧失而发生晕厥、晕迷。大脑受损发生的成分变性亦是 APDFB。如果身体调节体温能力完全丧失，体温会继续升高，当达到 44～45℃时，身体内大量的蛋白质发生不可逆的变性，即生成大量的 APDFB，引发 HARI 力量的耗竭，可导致人体死亡。

高温环境里身体本能力量会全力调节体温，同时保护身体的每个细胞以应对高温带来的损害。例如，现代医学发现的热休克蛋白，就是身体在热应激状态下生成、释放出来的一种古老的蛋白质，让细胞能够耐受高温。这也提示本能力量的调节是多方面、多层次、非常复杂的过程，是一个系统的运行过程。

再比如，人体会根据不同的外界环境调节皮肤血流量并选择合适的散热方式。人体处在高温环境时，为了加速散热，人体本能会把血液循环大量向皮肤和肌肉分布，而内脏血循环量减少，尤其是胃肠道和肾脏，呈现出一种"外热内寒"的状态。肾脏血流的减少，也让尿的生成减少，来保证分泌汗液的量，以利于散热。从这里就能看到汗液、尿液两者的消长平衡关系。另外，胃肠道血流量的减少，会导致食欲下降、食量下降，这就是为什么夏季相对于冬季人进食减少的原因。这也是古谚语"冬吃萝卜夏吃姜"作为养生方法的背后原理。暑邪致病过程中通常没有 HPDFB 的参与。

（四）湿邪

湿度对人体的影响不太好理解，空气中的湿度过高会产生湿邪吗？物理学上，空气的温度越高，它容纳水蒸气的能力就越高。湿的环境里，气温高时湿度也高。当然，湿气在温度低的情况下也存在，这里只用湿热情况举例说明。有研究发现,人中暑的温度多在 38℃ 左右,但在相对温度低时(如 32℃),如果空气湿度很大,同样也容易中暑。其主要原因还是湿度增高阻碍了人体通过蒸发散热的过程,影响体温调节。此外,湿热的环境里,人会感觉到胸闷,影响呼吸功能。在高温、潮湿的环境下,人会因身热和口渴大量饮水,而体表水分蒸发和汗液的蒸发受阻,导致体内液体过多而发生蓄积,又由于体表血液循环量大,肾的循环量少,导致尿液减少,加重体内液体积蓄,引起局部水肿,其性质就是 APDFB。

《素问·六元正纪大论》云:"湿胜则濡泄,甚则水闭胕肿",就是这个道理。但在没有水肿的情况下,湿邪往往是看不到的,这种情况占了大多数。湿胜为什么会导致腹泻呢?最可能是人体的本能调节反应,多余的液体无法从汗和尿排出,只能从肠道排出去。这是不得已的办法,人体不会让自己被"淹死"。简单地说,当外界湿度大时,如果 HARI 调节力量不够,会导致人体内液体过多积累而产生 APDFB,这就是湿邪产生的方式之一。

另外,人体在疾病状态下,有各种各样因体内局部液体过多累积产生湿邪 APDFB 的情况,这是生成湿邪的主要源头。人体的主要成分是水,约占成人体重的 60%。人体整个生命活动过程中这些体液时时刻刻都在运行、交换着,不仅是血液,还有组织液、淋巴液、细胞内液等。体液运行过程中的任何环节出现障碍,都会导致在局部微组织中出现滞留和蓄积。流动的体液一旦停止,其成分随即可发生变性,从而生成各种各样的湿邪 APDFB。这是内生性湿邪的客观物质基础和生成原理,也是为什么湿邪在中医看来是极普遍且高频率发生的病邪原因,故有"百病湿为先""百病皆由湿为患"之说。

对于早期的新冠肺炎疫情,笔者看到过相关新闻报道,医学专家团队在对新冠肺炎死亡病人尸体做解剖研究时,发现死者肺内充满大量的黏液样物质,故有了一种通俗的说法:"新冠肺炎晚期病人是被'淹死'的"。笔者赞同此观点。笔者想补充的是,新冠肺炎病人肺内大量黏液样物质其本质是什么?不就是中医的湿邪吗?不就是 APDFB/HPDFB 的混合物吗?湿邪最突出的特性不就是重浊、黏滞吗?这种局部湿邪不是因为外界环境湿度大引起的,而是内生累积的。各种各样的原因,阻碍了 HARI 排出湿邪 APDFB,只能在肺里越积越多,激发 HARI 持续强烈反应,直到力量耗竭,最后人只能被"淹死"了,这是不是有些可惜?这是肉眼可见的湿邪 APDFB/HPDFB 的表现,对现代医学而言,目前尚处于"见而不识"的阶段。

不仅是新冠肺炎,其他肺炎亦同理。肺炎病人痰多就吸痰,用化痰药、止咳药,没认识到痰的来源是体内的 APDFB/HPDFB,咳痰症状是 HARI 在努力排异 APDFB/HPDFB。咳出来的痰是 APDFB/HPDFB 有形的外在表现,而体内源源不断生成的 APDFB/HPDFB 是无形的"痰"。为何痰会源源不断生成呢?不就是 HARI 与 APDFB/HPDFB 在肺炎的矛盾斗争中不断向对立面转化生成的吗?

因此,最理想的医学应该是因势利导,帮助 HARI 力量把 APDFB/HPDFB 及早排解出去,而不是在肺里越积越多,量多到触发 HARI 针对整个肺脏发生强烈的排异反应,就如同器官移植后的排斥反应,导致整个肺组织被摧毁。当这种强烈的炎症发生时,现代医学使用大剂量激素或免疫抑制剂的冲击疗法,虽然能抑制炎症反应,迅速缓解症状,暂时性保护肺脏,但本质上却是强力"打压""削弱"了 HARI 力量,对排解 APDFB/HPDFB 没有直接的帮助。如果这期间 APDFB/HPDFB 还是不能被排解出去,停用激素或免疫抑制剂后,随着 HARI 力量的恢复,炎症反应必然会卷土重来,往往病情反弹更重,病人甚至面临死亡。如果这期间 APDFB/HPDFB 能够被 HARI 排解出去,停用激素或免疫抑制剂后,病情会逐步恢复,但患者将在以后的岁月中独自承受激素或免疫抑制剂带来的不良反应。

从肺炎整个病程看,最佳的医疗干预时机应该是在起病的最初期,即"类似感冒"期,首先用准确辨证的中药方剂,辅助 HARI 把初期体内生成的 APDFB/HPDFB 第一时间排解出去,这样康复的概率最大,而发生肺炎的概率最小;其次是在肺炎的初期排解 APDFB/HPDFB,但依赖于更准确的辨证选方,也就是依赖于更高水平的中医,那么病情恶化的概率就大大降低。

（五）燥邪

人体的主要成分是水,水分的重要性不言而喻。环境中过于干燥,也就是空气中水分比例过低,人体水分蒸发的量和速度也大,容易造成水分的丧失,从而引起人体成分变性生成 APDFB,当外源性水分补充不足或 HARI 力量不够时,可出现皮肤干裂、咽干口渴、干咳少痰等症状表现。这就是燥邪的客观物质基础和本质。

一般说来秋天容易生燥，现在很多养生内容常讨论秋燥。但现代社会人们的生活同过去相比已经发生了较大的改变，因此燥邪不一定只发生在秋季。例如，生活在江南的人居住到西北干旱地区，一时适应不了就会发生；或者南方人冬天生活到北方，在暖气环境下也很容易发生；冬天的热空调或暖气开得太足、太久也容易发生，这些都值得重新思考。

（六）现代新病邪

除中医理论所述病邪外，我们还应不断发现和研究当前社会发展的新情况对人体造成的新影响，以及产生的新病邪。随着科技的进步与发展，人们生活越来越富裕，受到自然界的致病因素影响越来越少，这是当今人类总体健康状况大幅提高和寿命不断延长的主因。也有观点认为这主要归功于现代医学，更有观点以此否定中医的历史作用。笔者认为以上观点都是不够客观的，无论传统中医还是现代医学，对人类生存而言，作用都是辅助的，不是决定性的，人与生存环境的生存斗争是关键原因。简单地讲，人类正逐步从野外进入"温室"，从"野生"过渡到"家养"。远离了自然界，没有了艰苦的生活，接触到的自然界的致病因素越来越少，很多疾病发生的概率也就越来越小。但"温室"和"家养"也带来了新的问题，即社会生活内在的致病因素对人体健康的影响越来越大，这些新的致病因素正逐渐成为主流，如食品问题、工作压力、生活方式不当、精神情绪异常、各种环境污染等。大量亚健康人群的出现和诸多慢性新疾病的出现就是人类历史进程中所遭遇的新情况。

现代生活中，有些致病因素本质上与过去是相同的，只是形式上致变了，如来自空调、风扇、暖气、地暖等的致病作用。受空调风寒和暖气燥热的影响与自然界的风寒、燥热在本质上是接近的。但也有特殊情况，如冷饮在古时候是少有的，如今一年四季都可以吃，是否可以称"冷饮病邪"？

除此之外，现代生活中相当多的致病因素与传统致病因素完全不同，如各种类型的污染、工业化学品、垃圾食品、生物激素、转基因食品等，或许可以称为"污染病邪""化学物病邪""生物激素病邪"等，是外源性的现代新病邪。还有生活方式因素，如精神压力、工作劳累、缺乏运动、酗酒、熬夜、用眼过度、打游戏过度等，会引起身体生成内源性的新病邪，两者或可统称为"现代新病邪"。这应是我国未来医学重点研究的方向。

为何这样提议呢？笔者分析，人体的进化和适应是一个相当漫长的过程。从饮食来说，人的本能和人体消化系统百万年来是进食、消化天然食物的，其中近几十万年是消化熟的天然食物的。可以说，人体本能对天然食物的消化、分解、吸收以及自身调节的进化是相对成熟和完善的。而现代工业加工食品是近一两百年的事，加工食品虽然也来自天然食物，但加工过程和各种添加成分使得其性质相对于天然食物还是有比较大的差别。人类本能及消化系统难以在这么短的时间里"切换新模式"，必然是按天然食物的设定方式消化吸收这些食品，从而可能引起一系列与之相关的亚健康和疾病问题，最容易联想到的就是肥胖、高血脂、高血压、高血糖、慢性炎症性疾病等。

还有更严峻的情况。现代化学工业合成了大量自然界中不存在的新物质分子，转基因农业也开始生成新有机分子，作为社会发展来说是科技的进步，但对人体来说可能是个严峻的挑战。有些新物质分子被食入人体后可能直接成为"异物"，就是病邪，但 HARI 能否彻底把它们"排异"出体外是未知的。举个例子，反式脂肪酸是一种 20 世纪初被发现并大规模生产的物质，被添加在各种蛋糕、点心、饮料里，因口感好骗过了人类的味觉，曾经风靡世界。几十年过去了，人们发现它能引起肥胖、冠心病、血栓，能影响胎儿发育、男性生育等，可以说给人类健康带来了相当大的危害。反式脂肪酸不是新病邪 HPDFB 又是什么？百万年进化来的解毒代谢最重要的器官——肝脏，能否彻底解毒代谢这些全新物质分子目前是不明确的，它们对人体长期的影响是未知的。有研究观点认为，肝脏很难代谢分解反式脂肪酸，很难把它排出体外，所以吃进去的反式脂肪酸，会不断地累积在身体里，导致疾病的发生，这听起来是不是有些恐怖？

像反式脂肪酸这样的新物质还有多少？近年来对转基因食品问题的争论非常激烈，笔者认为都可以从本篇"病邪论"及后篇"人体本能论"来分析探讨这个问题，也许会有新的启发。

第二节　人体本能论

仅理解了病邪 APDFB/HPDFB 的客观物质基础，还不能深刻明白疾病的本质是什么。单一机械式医学思维很容易导致出现"放血疗法"。我们需要从生物进化的历史长河中深刻理解人体本能是什么。

人类能在地球上生存上百万年,靠的是人体的本能,胡希恕先生称之为"自然的良能",郭生白先生称之为"本能"。这是人类经过亿万年进化而获得的,是生物最基本的生存能力。

人有哪些本能呢?一方面是社会行为的本能。美国俄亥俄大学的一项研究发现,人有 15 种行为本能:好奇、性、食物、荣誉、拒绝、体育运动、秩序、独立、报复、社会交往、家庭、社会威望、厌恶感、公民身份、权力,这些都是社会行为方面的本能;另一方面是人体生物学本能,包括生存和繁殖。生存本能包括寻找食物、规避危险、对抗疾病和自我康复能力。人体生物学本能是最根本的本能,是社会行为本能的基础。

人体对抗疾病和自我康复本能,在微观层面,主要是维护身体内部稳定和对抗外界致病因素产生的效应。相关知识内容涉及现代医学的生理学、病理学、病理生理学、免疫学、生物化学与分子生物学、解剖学等基础学科。这些学科研究广泛、细致而深入,可为我们不断展现出这种本能的复杂性和多样性。

HARI 是人体对病邪 APDFB/HPDFB 发起的自动、自主、全方位的"排异"反应本能,不受自我意识支配。HARI 应是人体对抗疾病和自我康复本能的具体医学描述。前述借用免疫学"排异"概念解说的目的是便于理解,而 HARI 实际涉及的范围更广、更复杂,免疫学是包含在 HARI 之内的。

在免疫学范畴内,人体免疫系统会针对侵入的病毒、细菌等病原微生物发生对抗反应、免疫反应。笔者提出一个观点,宏观上,人类身体能对地球上所有已经存在的病原微生物具有天然的、本能的免疫对抗能力。估计会有很多人不理解、不认同这个观点。因为每次世界范围内的传染病大流行都会造成很多人死亡,怎么可以说人体能对抗所有已经存在的病原微生物呢?而作为学习现代医学的医生一般更会相信抗生素、抗病毒药或疫苗的效用,难以认同人体的本能力量。

这个观点很重要,尤其是在中医原理用唯物辩证法的分析理解上。做个简单推理,假如人体本能力量战胜不了地球上所有的病毒、细菌等微生物,那么在百万年的进化过程中,人类估计早已灭绝了,不可能繁衍到今天。这期间人类经历了难以计数、各种各样的"疫情",人类与无数的病原微生物所做的无数次生存斗争只能靠人体本能力量。因此，人类的身体应该能抵抗地球上几乎所有天然的病原微生物（人类改造的病原微生物暂除外），这种能力，即HARI是在百万年生存斗争中进化而来的。只不过在特殊时期和条件下，部分人群的HARI力量不足或被阻碍，才导致被感染乃至死亡；但人类种群作为整体，在此过程中非但不会灭绝，反而会因此获得新的免疫力而生存下来。人类和地球上病原微生物的斗争关系也是对立统一的辩证关系。

纵观地球数十亿年形成的生命规律，可以看作是中国传统哲学中"道"思想的一种具体体现。《道德经》有言："迎之不见其首，随之不见其后，执古之道，以御今之有。"大道至简，太朴实、太原本的东西反而最不容易被觉察，也因此最容易被忽视，就如同鱼活在水里"忘了"水的存在一样。HARI也因此最容易被忽视。HARI不受人的自我意识支配是重要原因，它已经固化成为一种自动的、时刻进行的、最基本的生命活动。生理学概念中的"人体自动控制系统"可以与之对应。只要一个人活着，HARI每一秒钟都在运行着，每一秒钟都在排异病邪，只不过在绝大部分时间里，这个过程没有任何症状，没被意识认知到罢了，即前述"隐性生病"。我们主观认为的健康，背后却是每时每刻都有病邪生成，每时每刻HARI都成功地排异着病邪，才呈现出的健康现象。直到在某个空间、时间条件下，HARI力量不足或被阻碍了，病邪在那一刻排异不出去了，进入僵持阶段，即"正邪相争"，出现各种各样难受的症状，才是我们主观认为的"生病"。因此，人的自我意识在身体健康时无法感觉到HARI的存在，也感觉不到"正邪相争"的过程，只有生病时才能感受到各种各样的症状，主观上自然而然地就会把这些症状当成疾病。只有经过唯物辩证法思辨，经过中医辨证思考，才有可能认清疾病的本质和理解HARI的力量。

HARI虽自主运行，但却无时无刻不受到自我意识和行为的影响，或者被加强，或者被削弱，但大多数情况下属于后者。这就很容易理解《黄帝内经》开篇这段话："上古之人，其知道者，法于阴阳，和于术数，食饮有节，起居有常，不妄作劳，故能形与神俱，而尽终其天年，度百岁乃去。今时之人不然也，以酒为浆，以妄为常，醉以入房，以欲竭其精，以耗散其真，不知持满，不时御神，务快其心，逆于生乐，起居无节，故半百而衰也。"

在医学科技越来越发达的21世纪，患者和医生往往更加相信先进的医疗技术、新研发的药物、复杂昂贵的设备、气势如虹的医院……更加相信生命被挽救过来，靠的是医疗技术的进步和医生的巨大努力。罕见有人相信这背后最终要靠自己身体本能的力量——HARI。医学科技的进步带来治疗成功率的上升，这确是事实，但却不是人体疾病康复最根本的原因。医学再强大、再发达，终究是外因，不可能成为内因。疾病康复最根本的原因是 HARI 力量在强大的医疗技术辅助下能否成功排异病邪。对患者的生命而言，HARI 本能力量是正邪矛盾双方的主要方、根本方和决定方，是内因。医疗这个外因是要通过内因 HARI 来发挥作用的，因此不是决定性的。这是从唯物辩证法的角度宏观看待医学的问题。

一 HARI 运行原理

　　人体本能力量 HARI 是如何排异局部区域的病邪的呢？这是一个从宏观到微观的复杂系统性过程，涉及人的意识行为、各器官功能、组织代谢、细胞功能等。其中有物理运动，如心脏动力改变；有生物化学反应，如肝脏的解毒代谢；也有神经反射，如肢体自主反射运动等。

　　参考生理学的生理功能调节概念："当机体内外环境发生改变时，为了保证机体能够适应这种改变，维持内环境的相对稳定，机体内部必须进行一系列的调节活动来维持这种稳态"。这其实就是 HARI 的运行原理。

　　生理功能的调节方式包括神经调节、体液调节和自身调节。这些调节活动可单独存在、独立完成，也可相互配合、协同完成。例如，神经调节和体液调节往往是一同进行的，也称为"神经-体液调节"。同理，HARI 在宏观上排异病邪也是通过这 3 种方式，故可以称为神经调节排异、体液调节排异、自身调节排异。

　　神经调节排异，主要涉及大脑和全身分布的神经网络，对身体各个系统进行调节，以达到排异病邪的目的。尤其是自主神经系统的作用很关键。例如，调动心血管循环系统向病邪区域增加供血，调节皮肤黏膜血管的收缩或扩张，调节躯体和内脏的血液重新分布，调节呼吸的节律和深度、增强内脏器官的活力和代谢等。

　　体液调节排异是身体分泌特殊物质，通过血液循环，作用于远处相对应的细胞,这些物质有腺体分泌的激素类物质,如甲状腺素、肾上腺素、胰岛素、糖皮质激素等;也有某些细胞分泌的物质,如白介素、生长因子、组胺等;还有细胞代谢的产物,如 CO_2。

自身调节排异是指某些细胞或组织器官凭自身内在的特性产生调节反应,不通过神经-体液调节。

总之,HARI 在系统层面,通过多种方式的生理调节,在维护内环境稳定的同时将病邪排异代谢出体外。

二　HARI 的特性

(一)真实性和确定性

HARI 反应的触发是自然的、真实的、确定的,不受自我意识控制,不存在欺骗和虚假的情况。只要 APDFB/HPDFB 生成,HARI 反应就启动,这是确定的;反过来,只要 HARI 反应启动,就可以确定有 APDFB/HPDFB 生成,这是真实、客观的。这种生命规律是不需要做检查和化验就能确定的事,中医辨证施治的真实性、确定性和可把握性的根源也在于此。

(二)"顽固性"和"双刃性"

对于个体来说,HARI 既可以"使人生,也能让人死"。

大家都知道现代医学的器官移植,一个人的活体器官可以移植到另一个人体内。对受体来说,新器官就是一个超级大"异物",也是一个超级 HPDFB。HARI 必然要对新器官发起排异,这个过程现代医学称为器官"排异反应"或"排斥反应"。一旦排异反应发生,新器官就受到损害,严重时可导致新器官坏死、器官功能衰竭,甚至死亡。因此为了避免排异反应的发生,抑制人体这个本能力量,往往需终身服用抗排斥药物。排异器官会让人体死亡,但身体的本能必须这么做,这是不是一种"顽固性"?

其实很多疾病最终引起人死亡,都和 HARI 的"顽固性""双刃性"相关(外伤等直接死亡除外)。往往是疾病中后期,HARI 排异 APDFB/HPDFB 的反应过于剧烈或者积累时间过长,不仅 HARI 被耗竭,还导致器官组织被炎症反应摧毁，引起功能衰竭而死亡。重症肺炎的死亡就是个典型例子。现代医学研究发现，重症肺炎后期并不是病毒或细菌感染直接导致死亡，而是人体过强的炎症反应，把肺组织"摧毁"了，通俗说法就是"肺烂掉了"。最后因呼吸衰竭死亡，那时候呼吸机、ECMO 也难以发挥作用。严重急性呼吸窘迫综合征（SARS）其实也是肺脏被炎症反应严重损害后导致的呼吸功能衰竭。其他还有肝脏因急性炎症反应导致的重症肝炎、肝衰竭，慢性炎症反应导致的慢性肝炎、肝硬化、肝衰竭；肾脏因慢性炎症反应导致的慢性肾炎、肾衰竭、尿毒症等。这种炎症反应的本质就是 HARI 引发的排异反应。

现代医学已经发现这个问题，在急性期用的疗法是大剂量激素或免疫抑制药物冲击治疗，控制炎症反应。但此疗法仅对部分患者有效。参照病邪论和人体本能论，人体过度炎症反应背后真正的原因，是器官组织内 APDFB/HPDFB 越来越多的生成和累积，当累积量达到与器官移植排异同等级别的量时，就会发生一种质变，相应的器官就会被 HARI 力量摧毁。这是一种"自毁"，是由 HARI 的"顽固性""双刃性"所决定的。

明白了这个原理，就会明白激素的效用原理。激素有效是因为是打压了 HARI 力量，暂时抑制住了过强的排异反应，但最终还是要靠 HARI 通过各种生理调节方式，逐步把病邪排异代谢出去；无效是因为虽然抑制住了排异反应强度，但如果此期间 HARI 不能彻底把病邪排异出去，则停用激素病情就会"反弹"，这种"反弹"有时反而会使病情更加严重，直至出现病人死亡，这一点相信很多临床医生都深有体会。从唯物辩证法角度，HARI 能否成功排异病邪是疾病的主要矛盾，激素药物是外在因素。

过度的、剧烈的本能排异反应是一种"自毁"和"自杀"的力量，导致人体和病邪同归于尽。那人体为什么要"自毁"呢？笔者思考，这应该是牺牲个体而保全种族的进化策略，是自然选择的结果，是人类基因密码设定了的。牺牲掉某一个个体，对人类整体生存能力而言是有利的，让人体能保持特质性和"纯度"。否则各种病原微生物、异物可能在人体内长期共生。

HARI 的"双刃性"还体现在恶性肿瘤疾病上。虽然我们可以用肉眼看到恶性肿瘤的实体，但这仍然是一种现象而不是本质，否则恶性肿瘤都可以通过手术切除而治愈了。而事实上，只有良性肿瘤切除后可以治愈，但良性肿瘤是不是必须切除呢？恶性肿瘤虽切除后可以短期"治愈"，但长期仍面临复发。

　　笔者思考，恶性肿瘤是一种独特的"正邪相争"的表现形式。从病邪论分析，恶性肿瘤细胞一定是来源于人体细胞，是正常细胞的一种变性，本质上属于 APDFB，只不过这种变性不是从生到死，而是从生到生。它的异物性比坏死细胞小得多，从而容易逃避免疫细胞的清除，但 HARI 的排异仍然存在，只不过程度减弱。

　　恶性肿瘤内部有 APDFB 和（或）HPDFB 成分，HARI 必定处于持续的排异斗争中，因此肿瘤内部必定有人体自身的正常组织成分，而且两者之间处于动态的相互转化、相互渗透过程中，是"你中有我，我中有你"的状态。从某种程度上可以说，恶性肿瘤是人体自身的一部分而难以绝对分割，机械性的手术分割切除是一种"玉石俱焚"。

　　恶性肿瘤细胞最大的特点是可以无限制地生长，正常细胞为什么会变性成为具有这种特殊生长能力的肿瘤细胞呢？笔者分析，最可能是在疾病"正邪相争"的漫长病程中，在慢性炎症反应区域内，个别正常细胞为了能在长期缺血、缺氧的"极残酷"组织环境中求得生存，被激发出最原始的本能力量，发生质的变性，转变成恶性肿瘤细胞，从而能够在"极残酷"的微环境中生存下来，因而在供血、供氧充足的正常微组织环境中呈现快速生长甚至无限生长的态势，从而危及生命整体。

　　目前世界有一种"永生细胞"，是一位已故黑人女性的宫颈癌细胞，被医学界称为"海拉细胞"（Hela cell）。在世界各地医学实验室的细胞培养液中，"海拉细胞"以每 20～24 小时数量就翻一番的速度生长着，而正常细胞在培养液中不会这样无限生长，它们最终会死亡。

　　细胞"永生"也许是一种最深刻的生物本能，也许是生命的终极目标，而繁殖更迭是不得已用来代替的方法。恶性肿瘤细胞是生命的一种原始本能现象和返祖现象，是 HARI 在斗争中向对立面进行的一种特殊转化，是一种极顽强的"永生"现象。

三　免疫抑制疗法的原理

　　21 世纪的医学需要面对越来越多新的疑难疾病，其中一类是免疫紊乱性疾病,这类疾病通常使用激素、免疫抑制剂进行治疗,因为能够通过抑制人体免疫力达到平息炎症反应的目的,从而缓解疾病相关症状,收获疗效。

但依笔者的分析,免疫抑制疗法很可能会带来"疾病慢性化"的问题。因为 HARI 力量本来不足,又被药物抑制,使 APDFB/HPDFB 无法被彻底排异出体外,长期留存于体内,从而使急性病程转变为慢性病程的概率增加。虽然 HARI 力量通过用药抑制并变弱了,但它又是"顽固性"的。一种结果是持续的低强度排异,轻度的症状持续存在,随着时间延长和条件的改变,体内 APDFB/HPDFB 大多被排异出去,那么停药后表现为疾病不复发;另一种结果是用药期内,APDFB/HPDFB 没有被排异出去,并不断累积,则停药后 HARI 会再度启动更强的排异反应,表现为疾病再次复发,并且病情加重。

免疫抑制疗法除了增加疾病慢性化的概率外,还会降低这部分人群的免疫力,使其容易被多种病毒等微生物感染。在疾病急性期后,病毒很可能会出现适应性变异,从而大大提高它们长期生存在这部分免疫力低下人群体内的概率。体内有病毒生存,但没有症状表现的人,被称为"无症状病毒携带者"。这部分人群将给传染病的防控带来巨大挑战。病毒也要生存,人体死亡对病毒是不利的,病毒不断"温和"变异,争取寄生在人体内,甚至整合到人体基因里,是病毒生存的一种最优策略。

免疫抑制疗法对人类长远生存能力而言是福还是祸?从短期看是救活了一些人,是福,从长远看就难做定论了。因为当人类总体免疫力水平在不断下降后,人类就越来越需要"温室化"生存,需要在无菌、无病毒的隔离环境中生存。长期服用免疫抑制药物的患者,为避免发生各种各样的感染而威胁生命,需要生活在无菌、无病毒的环境。这些人难以脱离这样的环境而生存,更不用说生活到大自然中去。

当然,有观点认为研发出有效疫苗即可解决以上问题,但问题是低免疫力状态的 HARI 对疫苗的反应也低,有效抗体浓度也低,疫苗的保护作用就低。况且每次疫情都是新病毒或变异病毒,人类需要不停地开发新疫苗,和病毒的斗争永无止境。

第三节 病 症 论

一 什么是病症

明确了病邪的客观物质基础、人体本能排异力量运行以及两者的辩证关系后,病症的本质将会清晰起来。什么是病症? 举例说明,眼睛里进了沙粒,会立刻出现疼痛、流泪、发红的感觉,这就是病症。只要沙粒在眼睛里,这些病症就会持续,因为沙粒是"异物",作用于眼睛就生成病邪,HARI 绝不允许眼睛里有一粒沙子,要用一切办法把沙粒排出去,而流泪、发红、疼痛等病症,都是这个排出过程的外在表现,这就是病症的本质。

按唯物辩证法,疾病的症状即病症,是疾病"正邪相争"过程中,人体本能排异力量 HARI 和病邪 APDFB/HPDFB 矛盾斗争过程中出现的、不同于正常情况的身体感官不适表现。对疾病而言,病症是现象,"正邪相争"是本质,二者同时存在,不可分割。只要有病症出现,就一定有"正邪相争"发生;反过来,有"正邪相争"发生,要么有症状表现,要么人体成分出现异常。HARI 与 APDFB/HPDFB 斗争的本质决定着疾病的性质以及发生、发展、变化和转归,而病症是从不同的侧面表现疾病的本质,这是二者的统一性。

病症又是多样、多变、表面的,是用感官就能感知的,但疾病本质是单一、稳定、深刻的,只能靠思辨才能把握,这个思辨过程在中医就是辨证论治。人类认识疾病的过程,就是透过病症现象把握疾病本质的过程,但这是一个艰苦、反复的过程。因为病症很多时候会给人一种与疾病本质完全相反的表象,即假象,从而掩盖、迷惑、干扰人类对疾病本质的认识,容易误将病症现象当成疾病的本质,这是二者的对立性。

例如,最常见的"发热"症状,就很容易被当成疾病的本质,从而产生出"尽一切办法退热"的医学观。"发热"既不是 APDFB/HPDFB,也不是 HARI,更不是疾病本质,而是症状;再如手指烫伤,局部的红肿、发热、疼痛、水疱、渗出、化脓等病症,是 HARI 力量把局部因高温导致变性坏死的 APDFB,以及继发的 HPDFB,通过各种方式排异出体外的过程中表现出来的、不同于手指正常情况的病症。把红肿、发热、疼痛、水疱、渗出、化脓等病症当作烫伤这个病的本质是错误的。就如同硝烟弥漫、枪炮震天的战场,硝烟、枪炮声都是"现象",不是战争本身,不能代表任何一方,不是双方战斗的本质。对病症本质的不同理解,代表着不同的医学观。

还有一个重要问题,现代医学临床诊断中除了症状外,尚有大量的实验室检查指标和影像学检查结果,该如何看待呢? 笔者分析,指标大概可以分两类,一类如血白细胞计数、转氨酶值、C 反应蛋白、肿瘤标志物等,反映的是"正邪相争"的状态;另一类比如血红蛋白、白蛋白、肌酐、甲状腺素、血糖值、血压值等,反映的是疾病过程中人体器官功能的状态。影像学结果是"正邪相争"肉眼可见的形态学反映,如结节、肿块等。

按唯物辩证法,化验指标、影像学检查异常结果,仍然属于现象而不是疾病的本质,与病症的性质是一样的。但按现代医学思维,这非常难以理解,化验检测出血糖升高,达到糖尿病的诊断标准,则诊断为糖尿病,难道血糖升高异常不是糖尿病的本质吗? 确实不是。按唯物辩证法思维和中医辨证思维,血糖升高异常只是一个疾病的现象,不是本质。

二　病症与病因的关系

病症与病因并不是完全对应的。病因也不是疾病的本质。即使在同样的空间和时间条件下致病,即病因相同,病症表现也常常因个体状态不同而不同。例如,在流感高发季节,同样是流感病毒的感染,有的人可以无症状,有的人是普通感冒症状,有的人有高热、头痛、咳嗽症状,有的人甚至会死亡。现代医学的诊断只有一个,就是流感。但中医根据个体对病因反映出的不同症状特点,辨析出每个感染个体不同的"正邪相争"特征,即每个个体不同的"中医诊断",从而制订出不同的治疗方案,这就是中医"一人一方"背后的原理。因此,中医的辨证施治过程往往和具体的病因无关,也就是说,中医不需要知道病因是什么就可以治病,这对于现代医学思维来说,有些不可理喻。患者体内都检测出流感病毒了,难道不都是流感这个病吗? 确实不是,按唯物辩证法思维和中医辨证思维,流感病毒感染是病因,不能被当成疾病的本质。

第四节 疾 病 论

一 唯物辩证法疾病新定义

基于病邪论、人体本能论和病症论的阐述,笔者尝试以唯物辩证法结合中医"正邪相争"观念给疾病一个新定义:疾病是人体在特定时间、空间条件下,受到致病因素作用,造成部分成分发生变性,生成自身病理变性异物(APDFB),或继发生成异体病理变性异物(HPDFB),触发人体自主排异本能(HARI),发生排异反应;人体要把 APDFB/HPDFB 排异出去,但因 HARI 力量不够,排异过程处于一种僵持状态,体内 APDFB/HPDFB 持续存在,HARI 持续斗争,即正邪相争,从而表现出各种各样病症的过程。人体从疾病到康复是体内 APDFB/HPDFB 被 HARI 清除的过程,从疾病到死亡是 APDFB/HPDFB 累积的量和速度超过 HARI 力量的极限,导致 HARI 被耗竭的过程。

这个阐述不包含先天性遗传疾病。按唯物辩证法,人体从健康到疾病,再从疾病到健康是一个否定之否定的过程。

二 疾病的本质

疾病是 HARI 与 APDFB/HPDFB 矛盾斗争的表现和过程。两者的矛盾斗争,即"正邪相争",决定了疾病的发生、发展、变化和转归。两者矛盾斗争在疾病发生、发展过程中是相对稳定的,因此就有了一般规律可循,这个规律是单纯而深刻的,这就给了人认识、把握疾病本质的机会。以《伤寒论》为代表的中医,正是发现了疾病矛盾斗争过程中的一般规律,因此其原理是单纯而深刻的,只不过限于久远的年代,无法这样表述,故令今人难以理解。

三 疾病与病症的辩证关系

按唯物辩证法,病症现象和疾病本质是对立统一的辩证关系。

不同的现象可以具有共同的本质,故不同的病症可以是同一种疾病;同一本质可以表现为千差万别的现象,故同一种疾病可以有千差万别的症状表现。这在中医实践中是司空见惯的事情,因此会有"同病不同方""一方治多病"(此处"病"是通俗意义上的病,不是中医辨证的病)。但这对于现代医学思维来说,是极难理解的。仅从这点看,中医的辨证思维方式是符合唯物辩证法的。

多样、变化的病症现象,让人难以从病症看到疾病的本质;病症现象随着同一疾病过程的展开不断地、变化着,容易给人对疾病本质的认识带来干扰和迷惑。从人的认识方式看,病症现象容易被人的感官直接感知;但隐藏在病症背后的疾病本质,由于它的间接性和抽象性,要借助于理性思维才能把握,所以认识难度极大。中医辨证施治,要求透过各种症状,看到背后疾病的本质,所以难度很大。这是二者的对立性。

病症现象和疾病本质又有统一的关系,两者相互依存、互为表里。疾病的本质决定了病症现象,是病症的根据,也必然要有病症现象来展现;病症是由疾病本质产生的,总是从不同的侧面这样或那样地体现着疾病的本质,病症的存在和变化归根结底是从属于疾病本质的。任何病症现象都是某种疾病本质的外在表现,任何一种疾病的本质都是这种疾病病症现象的本质。世界上既没有病症现象单独存在的疾病本质,也没有脱离疾病本质的独立存在的纯粹的病症现象。

四 疾病的认识规律

人类对疾病的认识是一个由病症现象到疾病本质的逐步深化过程。最初人们往往容易把病症现象当成疾病本质,不仅包括患者,也包括医生。二者的矛盾,决定了人对疾病认识过程的曲折性和复杂性。疾病的发生、发展以及患者的康复或死亡都有一个过程,它的本质的暴露也有一个过程。因此,人类对疾病本质的认识必然要经历一个由片面到全面逐步深入的过程,且疾病的本质自身具有层次性,所以人对疾病本质的认识也是一个逐步深入的过程。

具体地说，医生对一个患者的病的本质认识是一个逐步深入的过程，且是没有止境的。笔者个人体会，看诊同一个患者，在不同阶段的认识会不一样，思路也不一样，药方自然也不一样。沟通越充分，思考得越多，反馈越准确，对患者疾病的认识就越深刻，疗效就越好。虽然现实中这样的机会并不是很多，但中医同行应有同感。

五 现代医学下的疾病定义

现代医学下，疾病的定义是：在一定病因作用下，机体内稳态调节紊乱而导致的异常生命活动过程。在疾病过程中，躯体、精神及社会适应上的完好状态被破坏，机体进入内环境稳态失衡、与环境或社会不相适应的状态。现代医学对亚健康的定义是：介于健康和疾病之间的一种生理功能低下的状态。按照这个定义，世界卫生组织的一项调查表明，人群中真正健康者约占5％，患疾病者约占20％，而处于亚健康状态者约占75％。现代医学疾病定义与唯物辩证法疾病新定义有很大的不同。

因此，常常出现的一个情况是，一个人已经有明显的不舒服症状，但去医院做全面检查，各项指标都正常。医生的诊断是亚健康状态，没有疾病。这难道不应该引起医者的反思吗？这是现代医学疾病定义所带来的一个现状，但大家对此都熟视无睹。但按照唯物辩证法阐述的疾病概念和中医辨证，这个人已经明确生病了，并可以辨证出是什么病，应该怎么治疗。对疾病诊断和治疗的时间点大大提前于现代医学，可使覆盖的人群更广，对于疾病早期防治具有重大意义，可以真正做到疾病早发现、早干预、早治疗，可以降低严重疾病的比例，从而提高全民整体健康水平。

有很明确的症状但在医院怎么也查不出是什么病，现代医学有个名称："医学上无法解释的躯体症状（medically unexplained physical symptoms，MUPS）"。英国的一项调查结果显示，到普通诊所就医者，约有50％为MUPS，而去医院的患者中有1/3为MUPS。北美的一项调查结果也显示，因为胸痛、呼吸困难、眩晕、头痛等症状的初次就医患者中只有16％能查出器官病变，也就是有约84％的患者查不出原因。患者查不出病因，就无法诊断和治疗，这是现代医学的医疗规范。而另一方面，现代医学目前已发现的疾病种类已高达 2.6 万余种,这又是一个值得反思的问题。

亚健康患者去医院是没什么治疗方法的,几乎全世界的医生都会说:"多运动、少吃油腻食物、多吃素菜,补充维生素……"而患者只能等到医院检查指标出现异常,或者说等到"发病"才能被诊断和治疗。正如有句话:"河的上游不断有人落水没人管,而医生们都等在下游,苦练救人的本领。"也许正是对当前医疗现状的写照。亚健康对中医来说是可以明确"诊断"的,也就是可以明确辨证的,治疗的方法有很多,除了中药,还有针灸等,疗效还很不错,不良反应也小。笔者预测不久的将来,中医在亚健康领域将大放光芒。

六 现代医学下的疾病分类问题

现在医学发现的疾病种类高达 2.6 万余种,这个数据是目前国际疾病分类 ICD‐10 统计出来的。笔者分析这是把病因、病症当成疾病本质所产生的问题。病因是无限的,病症是丰富多样和变化的,因此用这种思维去分类疾病只会越分越多。

所以,要深刻理解唯物辩证法的疾病阐述,需要时刻提防一个普遍的、习惯性的观念,就是把各种各样的病因、病症当成疾病本质,即把现象当本质。例如,把流感的发热、头痛、肌肉痛、咳嗽、胸闷这些症状当作病,在治疗上就会用退热、止痛、镇咳、输氧这些疗法。把流感病毒这个病因当作病,就会研发抗病毒药物、疫苗。症状看上去是缓解了,带来的问题是研发投入大、周期长、药物不良反应大;但更严峻的问题是,这些疗法很大概率上站到了 HARI 的对立面,干扰、阻碍、削弱了 HARI 把病邪清除出去的力量,症状是缓解了,但疾病的内在本质可能没有改变,从而可能导致疾病的慢性化。

第五节　疾病辨证施治论

有了唯物辩证法结合中医的疾病阐述,那如何诊断和治疗疾病呢?是从症状入手?还是从病邪入手?还是从人体本能入手?

唯物辩证法要求人的认识和实践应从实际出发，实事求是，自觉地运用客观世界发展的辩证规律，严格地按客观规律办事。因此，疾病的诊断和治疗应建立在对疾病本质的认识基础上，从主要矛盾入手，即人体本能力量 HARI 与病邪 APDFB/HPDFB 的斗争关系入手，进行疾病的辨证施治。

具体治疗思路可以这样描述：提升、辅助和顺应 HARI，去除排异的障碍，将 APDFB/HPDFB 清除排异出体外。在这样的治疗过程中，症状自然得到缓解，人体逐步康复，是一个顺应疾病客观规律的过程。实事求是，就是有什么样的病症表现，就以什么样的病症表现作辨证分析，不能随意夹杂任何主观的臆断。这非常关键，中医辨证能否准确，难度就在这里，用方、用药的严格性和逻辑性也在这里。

一 现代医学下的疾病诊治

现代医学一般是从病症、病邪和抑制人体本能入手的，也有从提升或支持 HARI 力量入手的，这源于对疾病认识的层面。内科临床多从病症和病邪 HPDFB 入手，如感冒发热的退热治疗，细菌感染的抗生素治疗等；免疫相关的疾病从抑制 HARI 入手，如激素和免疫抑制疗法。外科临床多从肉眼可见的病邪或检查结果异常入手，如对异常组织器官、各种增生物的手术切除。这里并不是否认现代医学的诊治，这些诊治在适当的时机下使用都是正确的。当人体本能力量太弱而病邪力量太强时，直接去除病邪、让本能力量恢复就是正确的疗法。例如，严重感染时的抗生素疗法，对坏死组织的外科手术疗法。现代医学有很多恢复维持人体生理功能的治疗，即提升 HARI 力量的治疗，如输注营养液、生命支持、外伤急救、器官功能替代治疗等，在病情关键时刻发挥着极其重要的作用。这是中医所不具备的。

直接清除病邪的疗法可以说是当前医学的一种主流，是一种越过人体 HARI 的"越俎代庖"式疗法，在很多情况下是有效的。但从本质上，这种疗法最终的有效性还是建立在 HARI 能否对 APDFB/HPDFB 清除的基础上，否则患者难以挽救。HARI 与 APDFB/HPDFB 二者的矛盾斗争在患者体内，往往是相互渗透、相互转化、相互交织在一起的，是"你中有我，我中有你"。所以越过 HARI 直接清除 APDFB/HPDFB，必然带来身体的损伤，有时甚至是巨大的损伤，会直接危及生命。这就是"手术很成功，但患者没救过来"的背后原因。直接清除病邪的疗法是在当前没有更好疗法时不得已的办法，从长远看最终会被更好的疗法所取代。

例如，发热长时间不退的肝脓肿患者。脓肿就是很明确的、肉眼可见的病邪表现，是 APDFB/HPDFB 的混合物。虽肉眼、CT/MRI 片子上可见，但从微观上一定还有不可见的 APDFB/HPDFB 部分。目前常规的疗法是进行肝脏外科手术，把身体局部和脓肿切开，将脓液引流到体外，同时输注大剂量抗生素对抗 HPDFB，用退热药清退高热。从宏观上，这也是辅助 HARI 把病邪排出体外的方法，肉眼可见的病邪去除后，矛盾双方力量均衡被打破，HARI 的力量相对就变得强大了，把剩余肉眼不可见的 APDFB/HPDFB 部分也进行清除，最终疾病得以康复。但手术也破坏了身体组织结构，造成了新的创伤，产生了新的 APDFB，有时还会增加意外并发症发生的概率，如胆汁渗漏，从而激发新一轮 HARI 反应，患者也因此会受到手术创伤带来的各种痛苦。但由于现代医学手术技术的相对成熟，造成的创伤及生成的 APDFB 与脓肿 APDFB/HPDFB 相比还是次要的，因此绝大多数患者可以康复。

肝脓肿是能看得见的病邪，外科手术对看不见的病邪就更难发挥作用了。另外一种肝病——肝内胆汁淤积病，早中期在 CT/MRI 片子上是看不出什么问题的，晚期能看出来的时候往往已经肝硬化了，当然血液实验室检查能够早期发现。这种肝病的治疗较为困难，内科临床上要用激素或免疫抑制剂疗法。找不到病因，又不知道病邪是什么，患者的症状怎么办呢？只能用激素或免疫抑制药把身体的本能力量 HARI 打压下去，压制炎症反应，就没有症状了。症状缓解即属于"临床治愈"。激素或免疫抑制剂疗法的要求为什么要足疗程、长期用？为什么不能突然停药，要慢慢减量？不就是因为人体的本能力量 HARI 实在太"顽固"了吗？不把 HARI 力量打压到停药后长时间也恢复不起来的程度，就达不到疾病治愈的标准。这也是很多疑难杂症和皮肤病广泛使用激素或免疫抑制剂的原因，症状缓解或指标改善就算治愈，患者也能普遍接受。

二 中医辨证施治

以《伤寒论》为代表的中医，尽管限于历史条件，不可能知道微观层面的病邪是什么,很多疾病的病因是什么,更不知道身体在微观层面是怎么运行的,本能力量是怎么发挥作用的,但对"正邪相争"的深刻认识,反而直接抓住了疾病的本质,就为疾病的治疗提供了方便、智慧的方法。因此中医辨证施治,按正确性和严格性来说,既不是针对病症,也不是针对病邪,而是针对人体本能力量和病邪的矛盾斗争关系,在两者斗争的动态过程中施治的。

因此,中医可以不需要知道病因是什么、病邪是什么,就能直接治病。这是中医在哲学、逻辑上的高明之处,也是我们华夏祖先的智慧。

记得看到网络视频课里郝万山老师讲过一个故事,说当年跟刘渡舟老师去河北一家化工厂救治某种毒气中毒的患者。刘渡舟老师到了现场就是根据当时中毒患者的症状,按照中医的辨证论治原理开方用药,结果效果很好,患者恢复也快。按现代医学的思维,几千年前的中药方能治 20 世纪化学毒物的中毒? 这怎么可能? 这不科学! 因为按照现代医学思维,必须要知道毒气的成分是什么,中毒后身体的病理生理是什么,然后要找到对应解毒药,经过临床验证、上市应用才行。假如面对的是一种全新的毒物,教科书上和相关研究资料都没有,那是没有办法进行针对性治疗的,没有解毒药怎么能治中毒呢? 但中医辨证思维却不需要考虑这些,根据当时患者发病的症状辨证论治就行了,因为症状是人体本能力量 HARI 与毒物 HPDFB 以及身体中毒变性生成的 APDFB 斗争过程的表现,通过症状表现可以辨证出如何推动 HARI 排异 APDFB/HPDFB,这个治疗过程本身就是在解毒! 至于微观上身体本能力量具体是如何解毒的,实在太复杂了,无法知道,也不需要知道。当然,对于中毒程度重、病情重的患者,现代医学的抢救治疗、生命支持治疗体系也是非常重要的,它能够延长患者的生存时间,为 HARI 的恢复提供机会,可以大大降低病死率,这是中医所不具备的,这也是现代医学的巨大优势。但当本能力量耗竭时,不论中医和现代医学,都难以挽救了。

前述肝脓肿,从中医的辨证原理看,主要矛盾是 HARI 力量不够,导致胆汁排泄发生障碍,肝组织内生成 APDFB,从而继发肠源性细菌感染,生成 HPDFB,再次引发 HARI 力量强烈反应的反复过程。因此治疗的方向是推动 HARI 力量增强胆汁的分泌排泄,同时引导、疏通脓液从内向外排出。排出的通道是从毛细胆管、小叶间胆管、段间胆管、叶间胆管、左右肝管、胆总管直到肠道,最后以粪便形式排出体外。中药治疗过程中,随着 APDFB/HPDFB 被排出体外,体温逐步下降,脓肿逐渐缩小,直到从 CT/MRI 片子上消失。中医成功治疗肝脓肿的医案不少,笔者亦有。

辨证论治的思维方式和现代医学思维方式完全不同。再以流感为例,现代医学于 1933 年研究发现了流感病毒,确定了流感是由流感病毒引发的,这是病因。于是世界各国研究机构、医院、药厂花费大量的时间、精力和财力去研究流感病毒,寻找能够对抗、杀灭流感病毒的有效药物或疫苗。但面临的问题是,流感病毒自身为了生存而不断变异,每年穿的"马甲"都不一样,即使今年找到了有效药或疫苗,明年就可能面临失效,况且一个新药或疫苗研发成功到上市没有几年时间是不行的。目前最新的核酸疫苗技术,可以针对病毒变异快速研发疫苗,但这仍属于对抗性医学思维,这种医学有没有可能会促进流感病毒的变异速度呢?把研究重点放在疾病外因 HPDFB 上的思维方式,不知道内因 APDFB 和 HARI 的重要性,未明白疾病的本质,结果就是这样巨大的医学努力往往与收效不相匹配。

从疾病辨证论治角度,如何应对流感这类疾病呢?首先要有一个宏观思维作为前提,人类本能力量 HARI 是能够对抗流感病毒的。隐性感染康复者和轻症患者的数量远远大于重症和死亡患者数量就能辅助证明这一点。其次,以唯物辩证法疾病新阐述对流感病本质进行分析,流感病毒对于人体始终是 HPDFB,是外因,是要通过内因 APDFB 才能致病的,APDFB 才是决定流感病发生、发展和转归的根本因素。因此,疾病辨证论治是从推动 HARI 排异 APDFB 入手的,而不是从杀灭流感病毒 HPDFB 入手的,这一点最关键;在推动 HARI 排异 APDFB 的过程中,流感病毒逐渐失去了人体内生存的条件而死亡,最终被排出体外,而 HARI 也获得了一次"经验",产生了对这波流感病毒的免疫抗体。这就是唯物辩证法指导下的流感病辨证论治思维。这样的治疗方法不直接对抗、杀灭病毒,因此病毒不会产生耐药性;流感病毒也会变异,但不是针对治疗方法的变异,而是针对 HARI 的变异。人体 HARI 与病毒可是历经百万年以上的"老对手"了,HARI 对应病毒变异已是"轻车熟路"、自然而然。因为人类与病毒同是地球生物生存、竞争和演化这个大范畴的内部矛盾,既势不两立,又同根同源、共生共存。

流感具体的治疗方法都包含在《伤寒论》的大量经方里,如何应用详见"法篇""杂篇"。但需要提醒的是,中医治疗流感这样的病是没有"通用方"可以普遍适用的,必须按个体进行辨证论治,因为每个人"正邪相争"的特点是不同的。以笔者学习经方、大家医案和个人实践的体会,流感经方治疗常用的方剂有 10 多个,应用准确的话,大多数第 1 天即可退热,也就是喝一剂汤药就能基本缓解,一般 2～3 天内可以康复。经方治疗流感的速度是很快的,且几乎没有什么不良反应,最适合孩子和老年人。所有上呼吸道病毒感染的辨证论治原理和流感是一样的,因为中医辨证论治不是根据病原体来进行的。

但现代医学抗病毒治疗的观念已深入人心。笔者思考,这可能是来自世界卫生组织宣布"消灭了天花病毒"这一伟大事件的影响。天花病毒是人类医学史上唯一一个被彻底消灭的病毒,这的确是里程碑式的胜利。但笔者思考这或许只是个案,碰巧这种天花病毒比较"愚笨",不会变异,或许它还潜伏在哪里等待时机,百年时间对于亿年生存的病毒来说只是个瞬间。消灭天花病毒的方法不是靠抗病毒的药,而是种牛痘,也就是疫苗。疫苗的本质是一种特殊的 HPDFB,是一种医学筛选或改造过的 HPDFB,能激发人体的本能力量 HARI 产生出针对天花病毒的抗体,也还是利用疾病本质的规律取得的胜利。

笔者这里再延展一下种痘。这是人类最早的疫苗防疫,也是我们老祖宗的发明,可追溯到唐代。针对天花病发明的"人痘"有考证是在 11 世纪宋真宗时期。笔者思考,古人敢冒巨大风险把患者的痘疮成分接种到健康人身上,这绝不仅仅只是个技术发明,没有"道"的哲学思维是难以发明创造出来的。这个方法 18 世纪从中国传入欧洲,才导致后来找到"牛痘",之后普及世界,进而攻克天花病毒。法国启蒙思想家伏尔泰曾这样赞扬种痘术:"我听说一百年来中国人一直就有这习惯,这是被认为是全世界最聪明、最讲礼貌的一个民族的伟大先例和榜样。"

三 科学与医学

著名奥地利哲学家波普尔认为,如果一个理论是可证伪的,那么它就是科学的,是对科学从另一角度的定义。按波普尔对科学和非科学界限的划分,能被证伪性是科学的标志,不能被证伪的是非科学。任何一种科学理论都不过是一种猜测和假设,都将被证伪。因此,数学、逻辑学等都不属于科学,而是非科学。科学和非科学一样,都既包含着真理,又包含着谬误。

现代医学是现代科学体系内的学科，是把现代科学的一整套理论、实践用在了医学上，二者密不可分。科学和技术是不断进步的，知识是不断升级更新的，所以看现代医学的书往往要看最新的版本，因为前一版就可能有很多知识点被最新研究结果所取代，甚至被证明是错误的。过去的认识会不断被更正，这是科学研究的必然过程。

科学技术的进步和知识的累积用在社会生活上，人们可以不断感受到新科技带来的新鲜和好处。笔者思考的是，在没有对疾病本质在哲学上有深刻认识的基础上，将科学技术直接用于医学上，容易产生一些问题。例如，在当前时期，一个最新、最佳的疗法研发成功，大量患者会应用这个疗法，但多年后可因很多副作用或严重的不良反应而停用，等待新的升级研究。那之前应用过此疗法的患者不就成了被试者吗？问题是，升级研究的新疗法，仍然无法避免新的副作用和不良反应。这样的案例在现代医学史上并不少见，这就是医学科学化带来的问题。

中医是科学吗？中医能被证伪吗？一般观点都会认为社会是发展的，时代是进步的，科学知识和技术是不断更新的，古代中医是起步阶段，是低级、简陋的，后世中医才是成熟、完善的。但胡希恕先生看法正相反，他认为《伤寒论》就是中医1800年来的一座高峰，至今没有被超越。后世中医是《伤寒论》这棵大树上的分枝，是补充和完善。后世中医不但没有超越《伤寒论》，反而呈现不断衰落的状态，到了20世纪民国时期受到现代医学的巨大冲击，差一点被取缔。笔者赞同胡希恕先生的看法，是因《伤寒论》所代表的中医辨证论治，真正实现了唯物辩证法在医学上的应用，并累积了大量反复实践的验证结果。这个高度不是知识和技术层面的，而是思维和哲学层面的。

笔者分析《伤寒论》代表的中医，揭示的疾病本质和规律1800年来没有变，是因为人体的生物学系统运行的规律没有改变，人体HARI对病邪的排异斗争方式和特征就没有改变，所以《伤寒论》的理论和实践基础就没有变，这是中医辨证施治到21世纪还依然有效的根本原因。故按照波普尔对科学的定义，《伤寒论》所代表的中医目前不能被证伪，因此不属于科学，和数学、逻辑学一样是非科学。笔者分析，在《伤寒论》问世之前的漫长年代里，华夏祖先尝试各种各样的疗法，不断进行经验总结和传承，这个过程本身就是一个具有科学精神的实践过程，是不断"试错"和"证伪"的过程。在这个漫长的累积过程基础上再结合朴素的唯物辩证法即中国传统哲学,最终形成了一个有着大量药物和经验方剂的朴素的医学理论体系,《伤寒论》即是该理论体系的集大成者。只不过这个历史过程无法按照现代医学科学要求的方式呈现出来而已。

那未来呢?《伤寒论》中医体系会被证伪吗? 笔者思考是有可能的。但不是时间长短的问题,可能是人类"自身进化"的问题。哪天人类把自己的身体改造了以后,就像科幻小说里那些半人半电子机器的人、改变基因的生化人等,那种"新人类",整个生物学属性和本能力量的运行规律发生了改变,到了那个时候,才是《伤寒论》中医理论体系面临被证伪或消亡的时候。

尽管现代医学进入中国以来,给中医带来的巨大冲击一度到废止的节点上,但这却不是中医灭亡的时机,反而可能是危中生机,让中医去伪存真、革新重生。中医从古至今在文字表述方式和普及教育上一直没有突破,显得非常"不入流"。因此从这个角度看,现代医学进入中国是件好事,能推动中医的觉醒、重生和飞跃。促成的机会和因素在哪里? 一方面,现代医学的解剖学、组织胚胎学、生理学、病理生理学、医学免疫学、医学物理学等学科研究为中医提供了大量客观的、有参考依据的理论知识;另一方面,中西医跨界的科学家、临床医生越来越多,中西医的关联性探索研究也会越来越多,这都是促成中医重生的时代机会。笔者思考,在唯物辩证法的指导下,将中医理论体系用现代医学的理论知识重新进行阐述整理并相融合,将会产生出中医生理学、中医病理生理学、中医免疫学等这样的新学科,为 21 世纪的中国未来医学打下基础。

四 中医辨证施治的形成过程

《伤寒论》代表的中医体系形成过程是怎样的? 按照唯物辩证法,人的认识过程从个别到一般,从个体的、个别的疾病总结出规律;又从一般到个别,从总结出的规律再用于个体的疾病的过程。认识了某些病的特殊本质后,通过抽象和概括,认识到了各种病的共同本质再用于具体病的治疗并加以验证,最后形成《伤寒论》体系。只不过这个过程需要难以想象的时间和无数代人的经验积累总结。胡希恕先生认为:"《伤寒论》也不是张仲景一个人写出来的,之前应该有相当长时间的累积,多少年不知道。"如今相当多人认为中医不科学的观点,主要针对中医没有研究大数据、国际多中心临床试验、循证医学数据等。

一个国际多中心临床试验,5 年 5 000 人的数据可以算是相当可以了。但一个桂枝汤方,从大自然几千种植物中选 5 个组合出来的,比例如此恰当,治疗太阳病中风证(详见"法篇"),能够保持 1 800 年来的疗效不变,以现代科学研究理性的思维冷静地想一想,从远古的蛮荒时代起,这需要多少代人花多少时间精力去尝试和验证呢?没有百年以上的时间、几代人的参与是不可能的,而且中间过程还不能中断失传。一直到汉代被录入《伤寒论》,整个过程要有多少人参与呢?不止几千人吧?中医不是没有数据,一是没法按现代医学要求的方式整理记录下来,二是纵向验证的时间累积实在太漫长了,用漫长的时间换来当下的空间。也有观点认为《伤寒论》源于失传的《汤液经》,那中医的"临床大数据"累积可能是从商周就已经开始了,到汉代结束,又用了 1 800年;或者说中医"临床大数据"在 1 800 年前就积累完成了,《伤寒论》的成书是其完成的标志。现代医学正相反,是用空间换时间,在同一空间让不同地区一定数量的患者用最短的时间参与一个新药的验证而获得疗效数据,这就是国际多中心临床试验。这是新药研发的商业规律使然,药厂不可能花 100 年来验证一个药的所有问题。整个现代医学的临床试验思维实践还不到 100 年。

五 疾病的辨证施治

《伤寒论》代表的中医体系是如何辨别"正邪相争"双方的呢?这是个关键问题,病邪绝大多数情况下是看不见的。看到的只有病症,也就是现象,只有通过辨析病症,才能知道人体本能力量的"努力方向",才有可能推动正气,否则很可能助力病邪,这个过程的规律性总结就是六经辨证。

胡希恕先生说:"中医不是根据病因或病邪来辨证的,而是根据人体对病邪的反应来辨证的"。也就是说,是根据人体本能力量对病邪发生的"排异"反应特征来辨证的。由于每个个体的不同,本能力量自然不同,每个患者生成的病邪也不可能相同,所以每个患者"正邪相争"排异反应的总体特征必然不同,中医辨的病就不同,治疗用方就不同。

例如,在流感流行季,同样一间办公室里,有的人打喷嚏一两天就好了,有的人要发热、头痛几天,有的人身体冰冷无力、起不来床,有的人发热还腹泻,等等。既然都是流感病毒感染，为什么每个人症状、体征会不同呢？现代医学是按病因定病的，都定为流感病。

但中医不这么辨病。按《伤寒论》六经辨证，同样是流感，有的人是太阳病，有的人是少阳病，有人是少阴病，还有人是太阳少阳合病，还有是太阳阳明合病，等等，也就是说一个人一个病，所以治疗原则上是一个人一个方。中医的病名和现代医学的病名没有直接对应关系，这一点相当不容易理解，甚至连一些中医都被混淆了。

为了好理解，再举例说明：比如，同一时间给男女老少都有的 10 个人喝一碗辣椒汤，每个人第一时间的反应肯定是不一样的，有人会咧嘴，有人会流眼泪，有人会哭，有人会呕吐，有人会骂人，有人会摔碗，当然也有人会开心，感觉很爽，也有人会觉得辣得不够劲……起因只有一个，喝一碗辣椒汤，可结果呢？每个人的本能反应却是不同的。现代医学根据辣椒汤来定病，这 10 个人都是"辣病"；而中医呢，是根据每个人对辣椒汤的不同反应定病，你是阳病他是阴病，和辣椒汤本身没关系！这或许能够通俗说清楚现代医学诊断和中医辨证的本质不同。

中医对疾病的辨证，也是对疾病的一种分类方法，同样不好理解，但却很重要。《伤寒论》首先将疾病（除外先天性疾病）分为两类，一类是阳证的病，一类是阴证的病。什么是阳证的病呢？就是本能力量 HARI 对病邪的排异反应表现的特性是积极的、强烈的、亢进的。相反，如果本能力量 HARI 对病邪的排异反应表现的特性是消极的、微弱的、低沉的，这就是阴证的病。这样的分类，不管现代医学是多少万种病，按《伤寒论》的初分法，就可以是这两种性质的病：阳证的病和阴证的病。然后再根据部位分为 6 种，即六经辨证。这部分具体内容详见"理篇""法篇"。

疾病辨证施治的疗效如何判定？中医限于历史条件，没有现代医学大量的客观指标作为判断标准，只能以患者的症状变化和相应的体征如脉象来作为线索，呈现出模糊的状态。这确实是中医的一个缺陷。疾病的辨证是从症状来，依据症状的变化对疾病施治的疗效判断在逻辑上没有问题，但仍受到症状的主观性、不确定性的影响。另外，也容易陷入对症治疗的误区。笔者认为现代医学的各种客观检查指标，完全可以作为中医辨证施治疗效判断的参考。

疾病辨证施治的终点是哪里？换句话说，什么时候可以停药了呢？中医的话术是"回归常态"，可以理解为身体症状缓解，回到正常生活状态。这一点听上去又是很模糊，但却是常理。如果一个针对性治疗在结束的时候，患者还有很多症状，尤其是新增加的症状，那么这个治疗是不完整的，或者说出现了新问题、新疾病，这是不是常理？但这个常理如今反而却容易被大量客观指标所掩盖。例如，笔者曾遇到一个肺炎的患儿，住院治疗后发热消退，CT影像正常，医生告知可以出院，可母亲发现孩子没胃口，吃饭常呕吐，还有腹泻、腹胀、口苦、乏力等症状，从常理看，这能算是治好了吗？

"回归常态"背后的思维是人体具有本能的自我康复能力。在疾病状态中，这种本能力量无时无刻存在着，系统性地推动着人体走向康复的方向。犹如人体在水中，浮力始终存在，只要有向上的力量辅助，就会自动向上浮起来，直到浮出水面，这个辅助力量就是医疗。所以，中医辨证施治的结束点会因患者而异，因医生的判断而异，但最终是缓解原来症状，没有新的症状出现，回归正常的生理状态。

第六节　中　药　论

一　中药的本质和效用原理

明白了疾病的本质，明白了疾病的辨证论治和《伤寒论》的基本原理，那中药是如何发挥治病作用的呢？是怎么推动人体本能力量的呢？这又是一个关键问题，即中药的本质是什么？

按之前病邪、病症、人体的本能和疾病唯物辩证法阐述进行推理，绝大多数中药对人体而言，本质上也是一种"异物"（除大枣等食物外）。身体对中药的本能反应也是一种"排异"。因此，中药发挥治疗作用，是通过激发人体本能力量HARI在排异中药的过程中，"顺便"将病邪排异清除出体外。这就是笔者推论的中药治病作用原理。

这或许会让很多中医同行和中医爱好者难以理解。一般多认为中药能治病，是个好东西，能补这虚、补那虚，能当保健品吃。怎么能说中药是"异物"呢？

首先，绝大多数中药不是食物。有毒性的中药肯定更不是了，还有一部分很接近食物，称"药食同源"中药。2002 年国家卫生部《关于进一步规范保健食品原料管理的通知》（卫法监发〔2002〕51 号）规定了 86 种药食同源的中药，之后陆续增加数量。但没说就是食物，仍属中药。药食同源的中药不能当食物一样吃，需要进行适当管理。

食物是什么，是人体本能需要的，能为身体提供营养和能量的物质。食物可以天天或经常吃，身体没有不良反应，如大米、玉米、小麦等。但中药不行，不能经常吃，身体可出现不舒服症状。这种身体的本能症状反应就提示中药对身体而言不是食物，而是一种"异物"。

例如，黄连这样的苦药，正常人喝一口本能的反应就是吐出来，为什么要吐？说明身体不接受它，不是"异物"是什么？吐不是一种排异反应吗？人的舌头能尝味道，用以区分自然界的物质是食物还是非食物。这是生物进化出来的一种本能。工业生产的人工化合物除外，因常常骗过舌头味觉。非食物就是"异物"，吃进去，身体的本能反应就是要把它吐出来或者避开。

那化学合成的西药呢？西药也同样是"异物"。西药大多是人工合成的化合物，当然也有生物制剂。有时虽然舌头尝不出来，但身体本能 HARI 能辨别出来，需要动用一切力量，将其代谢掉并排出体外，这个过程也称"解毒"。肝脏是解毒药物最重要的器官。现代医学里研究这个过程的专门学科叫作药理学，有个名词叫"药物代谢动力学"，定量研究药物在生物体内吸收、分布、代谢和排泄的过程。站在人体本能的角度，是如何尽快地把不是身体成分的药物解毒排出去的问题，而站在药物研发者的角度，是如何尽可能维持药物在体内的有效浓度，达到疗效而不良反应（毒性）尽可能小的问题。两者是一对矛盾。西药多是单一成分，相对容易研究，而一味中药的成分可能有几百种、上千种，笔者思考，非要按这个思路研究就困难了。用现代医学的思路研究一味中药对人体的作用，其结果很可能是广泛的，甚至是"无限"的，或者说研究过程是没有终点的，更何况几千种中药以及它们之间相互的组合。

我们祖先为何要用"异物"的中药来治病呢？从疾病的本质看，疾病状态是由于本能力量 HARI 不够，排解病邪的过程受阻，正邪相争相持不下。如何提升 HARI 就很关键。现在普遍的观点认为是"补气血"提升，事实可能恰恰相反。除了大枣、饴糖这类食物作为营养是真补气血外,其他绝大多数中药没什么营养,不可能补,而是借用中药相对于人体的"异物"属性,反向动员、激发HARI,排异中药的同时"顺便"将病邪排异出体外。这正是唯物辩证法否定之否定规律的一种具体应用,用"异物"性的中药对身体疾病状态做一次否定,让身体回归到健康。中药研究最适合的思路应是从人体对中药的本能反应来研究,而不仅是研究中药成分本身。

顺便探讨下"中药补气血"问题。以现代医学的知识,只有食物能补气血,非食物性的中药补不了气血。例如,中药里通常认为能补血的中药当归,其成分里没有一种能补充人体的血浆和血细胞的,所以不可能补血。人体的血液和组织液都是从胃肠道消化吸收食物的营养和能量转化而来的,这是现代医学生理学、生物化学、分子生物学等基础学科研究确证的。"中药补气血"是认识上的一个误区。

《伤寒论》全书中从未提及中药能补血气的观点。从《黄帝内经》亦可看出气血来源于胃肠对食物的消化吸收。《素问·经脉别论》:"食入于胃,浊气归心,淫精于脉,脉气流经,经气归于肺,肺朝百脉,输精于皮毛,毛脉合精,行气于府,府精神明,留于四脏,气归于权衡,权衡以平,气口成寸,以决死生。"《黄帝内经·灵枢·营卫生会》:"人受气于谷,谷入于胃,以传与肺,五脏六腑,皆以受气,其清者为营,浊者为卫,营在脉中,卫在脉外,营周不休……""中焦亦并胃中,出上焦之后。此所受气者,泌糟粕,蒸津液,化其精微,上注于肺脉乃化为血,以奉生身,莫贵于此。"

举例说明中药的"异物性"作用原理。大黄,苦寒,正常人喝了也会腹泻。现代药理学揭示,有效成分之一的大黄酸,作用于结肠区域,能增强结肠推进性蠕动,使肠液分泌增加,促进排便。吃大黄为什么会腹泻?为什么结肠蠕动会增强?我们换个角度分析,是不是说明大黄成分作为"异物"刺激了身体本能的反应?增加肠道微循环的供血,从而让肠道蠕动加快和分泌肠液增多?最终目的是把大黄成分从肠道里尽快"排异"出去?

所以当大便干结的阳明病出现时要用大黄,其原理可用疾病的唯物辩证法新定义来分析。首先 APDFB/HPDFB 在哪?一般往往认为是干结在肠道里的粪便,其实不是,因为粪便已经在"体外"了。真正的 APDFB/HPDFB 应该是在结肠肠壁的微组织中,可能在黏膜层、黏膜下层,也可能在肌层。

当人体的本能力量 HARI 不够，无法排异结肠微组织中的 APDFB，"正邪相争"引起炎性反应，导致结肠肠壁局部微循环障碍，进而影响其功能，即蠕动力量下降、肠液分泌功能下降，肠内粪便下行减慢，水分被逐渐吸收，最终干结在结肠里。同时，由于结肠内有大量细菌等微生物，平时和人体是共生状态。当结肠微循环障碍和炎性时，肠黏膜通透性增加，屏障功能下降，细菌等微生物会"自然"进入肠黏膜繁殖，生成 HPDFB，引起更强烈的 HARI 反应，炎症程度进一步加重，从而进入恶性循环，病情逐步加重。所以大便干结只是病症，是现象，不是疾病的本质。中药大黄本质作用绝不是通大便，而是通过强烈的"异物"性成分，刺激激发人体本能力量 HARI，加快结肠蠕动和提高分泌肠液功能，在"排异"大黄成分的同时，"顺便"把积聚在结肠微组织中的 APDFB/HPDFB 通过微循环的血液和淋巴液带走，肠道内干结的粪便因肠蠕动的加强和肠液的润滑被顺利排出体外。另外，大黄成分现代药理研究也有很强的抗微生物作用，对肠道细菌有杀灭作用。但这毕竟是针对 HPDFB 外因的作用，是次要作用，针对 APDFB 内因的作用是主要的。从现象上看，大黄是让大便通畅了，但本质上是肠道微循环通畅了，肠组织内的 APDFB/HPDFB 被清除了。这应是中药作用的原理。

笔者曾看到一些经方大家的医案，大便通畅的患者也有用承气汤、大柴胡汤的情况，更能证明这一点。现在针对便秘的药方非常多，常出现吃药就通畅，停药就便秘的情况，也是这个原理。通便不等于去除病邪，所以停药就复发，通大便是治标，激发本能力量去除组织里的病邪是治本。

二　中药药性的本质

每种中药都有着不同侧重的、不同方向的、不同强度的激发人体本能力量的能力。中药学里描述药性的名词包括：四气、五味、升降沉浮和毒性，是对不同中药这种能力的分类辨析。

药性最早出现在《神农本草经》："药有酸、咸、甘、苦、辛五味，又有寒、热、温、凉四气。"从中药本身看是没有寒、热、温、凉性质的，当中药作用于人体，在激发 HARI 的排异过程中，人体表现出来的症状特征可有寒、热、温、凉的不同，这才是中药药性的本质。

现代中药药理学研究发现,温热性质的中药对中枢神经系统呈现兴奋作用,而寒凉性质的中药则对中枢神经系统有抑制作用,包括自主神经系统。同样,温热性质的中药对内分泌系统有兴奋效应,寒凉中药有抑制效应。其作用效应是通过影响下丘脑-垂体-肾上腺皮质、下丘脑-垂体-甲状腺及丘脑-垂体性腺内分泌轴实现的。对身体的能量代谢也是一样,温热性质的中药能增加能量代谢,让基础代谢率偏高,而寒凉性质的中药可抑制能量代谢,让基础代谢率偏低。作用方式主要与调节丘脑-垂体-甲状腺轴功能、$Na^+ - K^+ - ATP$ 酶活性有关。甲状腺激素能增强身体的产热效应,增加组织基础代谢率。另外,寒凉性质的中药还有抗感染、解热、抑制炎症等作用,所以民间常说"苦能败火"。

中药寒热性质与其成分特性有关,研究发现凡是含有挥发油类的中药,其性多为温热;含皂苷、蒽苷等苷类成分及薄荷脑的中药,其性多为寒凉。另外,也与中药主要活性成分的分子量相关,分子量在 250 以下者多表现为温热药性,在 250 以上者多表现为寒凉药性,即药物所含活性成分分子量越大,其寒性系数也越大。

中药五味也有相关的现代药理研究。例如,辛味药具有发散、行气、活血、健胃、化湿、开窍等功效,从药理学看,与主要含有挥发油,能扩张血管、改善微循环、发汗、解热、抗炎、抗病原微生物、调节胃肠道平滑肌运动功能等有关。苦味药主要含有生物碱和苷类成分,具有抑菌、抗炎、杀虫、平喘止咳、致泻、止吐、利胆等药理作用。甘味药成分以糖类、蛋白质、氨基酸等身体代谢所需的营养成分为主。酸味药主要含有有机酸和鞣质,具有止泻、止血、消炎、抑菌等药理作用。咸味药多为矿物和动物类,主要含有无机盐,具有抗炎、抑菌、致泻、抗肿瘤等作用。

现代中药药理学的研究为中药真实的药效作用提供了客观的知识基础,为正确理解古代的典籍提供帮助,为中药更准确地应用提供了有力的指导。但笔者想补充的是,现代中药药理研究应在唯物辩证法疾病的本质认识中,在人体本能力量和病邪矛盾斗争的关系中研究会更有价值和意义。因为中药的成分极其复杂、人体更复杂,单纯研究中药对人体的作用,其结果是广泛或无限的。只有在疾病状态下,在"正邪相争"的过程中研究中药的效用会具有更实际的意义。

简单地讲,温热性质的中药引起人体的反应是积极的、增能的;寒凉性质的中药引起人体的反应是消极的、消耗的。或许有人会问,温热药能提升身体本能力量,寒凉药是不是会降低身体本能力量呢? 笔者认为如果药用对了就不会,如果药用错了会。HARI 是针对"异物"的排异反应,寒凉的药同样属于"异物",HARI 就会被激发,这是大前提,前述大黄就是寒药。为何药用对了不影响本能的力量呢? 在身体本能力量 HARI 和病邪相持的斗争过程中,局部表现为过度的斗争反应,也就是现代医学"炎症"的概念,局部组织会红肿、温度高、渗出、疼痛等;同时局部的炎症过强,持续过久就可以影响到全身,如前述阳明病大便干结得不到医治,时间一长,会有出现发热、口渴、面红、尿赤等全身表现,只有在这种情况下,才需要寒凉性质的中药平抑局部或全身过度的炎症反应,以通畅微循环,帮助 HARI 排异病邪。或者也可以这样解释,HARI 力量在过度反应和不足的反应中都会导致能力的下降,因此过度反应时就用寒凉的中药同样可提升 HARI 力量。如果没有局部或全身过度的炎症反应而用寒凉中药,在激发身体的本能反应的同时会对身体产生一种"消耗",从而降低本能反应排异病邪的力量,这是没有遵循严格辨证论治或辨证错误的结果。比如还有一种阴病的便秘,如果用大黄,患者就会腹泻不止导致虚脱。

民间常说"苦能败火",因苦味的中药大多有抗炎作用,如果口尝一下现代的抗生素药物可不是一般的苦,这说明中药和现代药物也有共性。苦味的药不仅寒凉,而且有毒性的药大多是苦味。因此,不严格按疾病辨证论治长期服用,都可能会造成身体的损害,引起中毒或不良反应,值得警惕。《伤寒论》经方中,温热中药的使用频率远远大于寒凉中药,并且寒凉药的组方中往往合用温性药。例如,小柴胡汤方中的黄芩合用生姜,小承气汤方中的大黄、枳实合用厚朴;纯用寒凉药组方的很少,如《金匮要略》中的泻心汤方(黄芩、黄连、大黄),服用方法也是顿服,即只喝一次,可见不宜久服。这也从另一个侧面说明了人体在疾病状态下,本能力量总体不足是主要的,局部过度的炎症反应是相对次要的,所以温热中药使用的概率远大于寒凉中药。

三 中药效用的特点

中药按辨证论治应用时,对人体的效用与现代医药有本质的不同。最显著的特点是"四两拨千斤"效用,另一个是在疾病中要随机应变,动态使用。

疾病是"正邪相争"僵持过程的表现和结果,可以用拔河类比:两边都是20个小伙子,假设一边为"正",另一边为"邪"。疾病就是拔河在没有分出胜负之前势均力敌的僵持状态,叫喊声、哨子声都是"症状"表现。中医的辨证方法,就是要看清"正"方的力量方向,在那个方向上加一个人的力量,甚至是一个小孩子的力量,僵持状态就能被打破了,正的一方就赢了。道理就是这么简单,双方的力量虽然都很大,但处于僵持状态时就相互抵消了,因此只需要在正方稍微增加一点点力量,平衡就能被打破,正方就能赢。不是加的那个小孩子的力量就能抗衡另一方20个小伙子的力量,抗衡不了的,只是小孩子的力量用得巧、用得准,打破平衡,成为赢家。这是不是"四两拨千斤"?当然是。而增加的这一点点"小孩子的力量"就是中药方剂的力量,这就是中药能"四两拨千斤"的原理。同时也是唯物辩证法外因要通过内因才能发挥作用的具体体现。

需要提醒的是,中药只能用在人体本能 HARI 力量的方向上才能发挥"四两拨千斤"的效用,如果是反方向,就无效或反效。当然这只是打个比方说明原理,中药实际应用时要复杂得多。

因为中药效用的这个特殊性,使得中药和现代药物在有效成分、治病方式和判断疗效上有很大不同。如果中药方剂用得准,正好是人体本能 HARI 力量的方向,疗效则是立竿见影的。如今大多认为中医是"慢郎中",要慢慢调理才行,其实不然,完全可以速效。有时急性病服一剂药就基本缓解,也就是用一天时间基本治好。这样的情况在经方大家的医案里有很多。笔者曾经遇到过一个诊断不明的急腹症老人,高热、腹痛、腹胀、呕吐 2 周,医院排除了急性肠炎、急性胆囊炎、急性阑尾炎、急性肠梗阻、胃穿孔等疾病,本计划剖腹探查手术。以大柴胡汤为主方加减,一剂半,一天半的时间,患者解出大量污泥样大便后,高热、腹痛、呕吐等危急症状都缓解了,不需开腹手术了。之后检查报告提示是肠系膜上动脉栓塞,但患者已恢复出院。笔者提醒,这仅是个案,无统计学意义,仅作参考,中医个案有不可重复性。绝不能遇到肠系膜上动脉栓塞患者就用大柴胡汤,很可能无效,必须辨证。后述病案同理。

中药"四两拨千斤"的效用原理背后还有个很关键、容易"视而不见"的问题。中药是天然的原材料,人工种植属于农产品,本身的药效成分是很低的。

一些中药再经过各种炮制,有效成分又降低很多。再熬一两个小时,有效成分又会损失一些。一般中药方里,一味药就用几克到十几克,一剂药组合在一起,熬后去渣,一碗药汤的药效成分相对于现代药物含量是很低的。现代化学工业合成的药物,都是超浓缩提纯的单一成分药,一天的服用量,假如能折算成天然原材料,重量相对大得多。

这就是为什么有些国家根本不把中药当作"药",对中草药的管理也不像现代药物那样严格,也不把中医当作"医疗",而归于"自然疗法"的原因。"农产品也能治病?"这是很多不屑中医疗效的论点之一,但殊不知这恰恰是中药的高明之处。药物成分含量越低,不良反应就越小;成分越复杂,耐药性就越不容易产生,还能以"四两拨千斤"的巧妙方式调动身体本能力量治病。但中药也有一个很大的缺点,就是不易辨证准确,必须严格按辨证论治要求组方才行,决不能用西药思维去用中药,否则无效。

中药"四两拨千斤"的效用,也决定了中药不太可能直接清除病邪,不会"越俎代庖"。常看到关于中药能"抗病毒、抗细菌、抗肿瘤"的观点,这是把中药成分提取浓缩后的研究结果直接当成中药本身的疗效了,这些作用确实有,但这样应用中药是现代医学的思维方式,不是中医辨证施治的思维方式,不是"四两拨千斤"效用。"越俎代庖"式的医疗,即越过人体本能力量,直接用药物或手术清除肉眼可见的或检测检查可见的病邪,应是一种不得已情况下的治疗,若大范围普遍应用、长期应用则会带来诸多问题。这是只看到疾病矛盾双方的对立性,忽视了统一性所致。

四 正确药方和错误药方

如果用药方向与 HARI 主方向一致,但有偏差怎么办? 仍属有效。这是中医治疗不同于现代医疗的另一特征。只要用药大方向上与 HARI 力量方向是一致的,都可以认为是正确的药方。因为是有疗效的,只不过疗效相对差一些,病情恢复慢一些而已,"效不更方"就在这个范围里。疗效慢一点没关系,只要疾病向康复的方向发展就行,因为决定疾病康复的根本因素是"正邪相争"的内部矛盾,HARI 力量是根本,中药的力量是外部因素,是辅助性的。经过一段时间,HARI 力量不断增强,与病邪的僵持不断被打破,身体是会逐步恢复的。何况,在临床实践中患者的情况往往是很复杂的,能开出"医圣"水平的药方是相当不容易的。

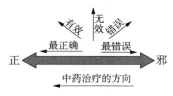

图 1-3 疾病正邪相争状态时中药治疗的方向示意图

笔者用图 1-3 来说明正确的药方和错误的药方。可以看到从 0°~89°方向的方子,原则上都是对的,其他方向则是错的。中医辨证论治,正确的方子是很多的,甚至可以说是无限的,当然错误的方子也是无限的。另外还有一种情况要注意分析,就是病情本身在进展恶化中,药方虽然大方向对,但扭转的力量不够,也会显现无效的情况。

现代医疗大多是有标准答案的,每个病都有相应的诊疗共识。共识是什么? 就是标准治疗方案,标准答案。所以现代医学体系内的医生可发挥的余地很小,也不允许发挥,按标准方案治疗即可。

但中医完全不同,对一个具体患者的用方,是没有标准答案的,正确的答案可能是无限的。在开方时,没有哪位中医敢确认自己的这个方子是最正确的、最标准的,即使是水平很高的中医,只有经过验证才行。所以中医辨证论治是"仁者见仁,智者见智"。

对一个具体的患者而言,不存在绝对正确的中药方,只有无限接近绝对正确、相对正确的中药方,这是由人体本能力量和病邪做斗争的动态变化过程所决定的。本能力量的方向随时间、空间条件变化而变化,症状表现也就变化,辨证论治就要变化,况且患者的症状感受和医生的判断也是有主观性的。或许在某个特定的瞬间条件下,对一个特定的患者而言,存在一个绝对正确的中药方,但下个瞬间就变了。这也是唯物辩证法事物运动、变化、发展规律的体现。

这也是中医带给人的困惑及不解之处,同时又是妙趣横生之处,时时刻刻充满挑战。经常会听到:"中医治病,好了也不知怎么好的,不好也不知道为什么不好。"对这种既是确定的又是模糊的医学,有观点说是中医属于艺术,也有一定道理。

如果用方与本能力量相反时会怎么样? 笔者体会,大多数情况下是病情没有好转,也就是无效,少数情况下会加重。当然这要分清患者病情是否本身就在恶化中。为什么无效情况多而反效情况相对少呢？一方面是身体本能力量在矛盾双方中是主动的、主要的，病邪的力量是相对被动的、相对次要的，这与拔河不完全一样，拔河只是用来类比说明。中药用反了方向，它"四两"的力量是难以和身体本能力量相抗衡的，太弱了，所以加重病情的概率相对小；另一方面，用药正好用在相反方向上，和正好用在相同方向上一样，也是很难的，概率也是很小的。

此外，中药方子里药的种类如果太多，也会相互抵消作用的方向，效用也会减弱或无效，此情况往往会使中药的服用时间延长，反而给患者带来多种毒性的不良反应。这在现实中比较多见，应当引起警惕和注意。

第七节　气血精津液论

气、血、津液是中医基本概念，是人体本能力量排异病邪的基础，本节尝试以现代医学研究内容对这些概念进行解析，找到相应的客观物质基础。

一　气

气是中医最基本的概念之一，也是中华传统哲学里的重要概念，更是千百年来说不清道不明的事物。笔者以唯物主义观看，中医所述的"气"是客观物质，不是超自然的存在。《黄帝内经·灵枢·决气》第三十篇："'余闻人有精、气、津、液、血、脉，余意以为一气耳，今乃辨为六名，余不知其所以然。'岐伯曰：'两神相搏，合而成形，常先身生，是谓精。''何谓气？'岐伯曰：'上焦开发，宣五谷味，熏肤、充身、泽毛，若雾露之溉，是谓气。''何谓津？'岐伯曰：'腠理发泄，汗出溱溱，是谓津。''何谓液？'岐伯曰：'谷入气满，淖泽注于骨，骨属屈伸，泄泽补益脑髓，皮肤润泽，是谓液。''何谓血？'岐伯曰：'中焦受气，取汁变化而赤，是谓血。''何谓脉？'岐伯曰：'壅遏营气，令无所避，是谓脉。'"

《中医大辞典》注解："决，分的意思；气，这里指精、气、津、液、血、脉六种物质而言。此名虽为六，而总由一气所化，即本于先天真元之气，而生于后天水谷之气,是一气而辨为六名,故名决气。"笔者思考"一气"是中医广义的气的概念,包涵了身体所有的液体成分。

"何谓气?岐伯曰:上焦开发,宣五谷味,熏肤、充身、泽毛,若雾露之溉,是谓气。"笔者思考,这是狭义的气的概念。从这里可以看出,气并不是指空气,"若雾露之溉"说明是含水分的。不仅充布于体表,还能散发食物的气味,"宣五谷味"说明是能穿透身体组织的,运动方式是从里向外,从下向上的。因此不是单纯的水蒸气。那它具体是什么物质呢?

(一)狭义的气

笔者结合现代医学知识,尝试给狭义的气一个阐述:是人体内水蒸气与各种挥发性物质的混合物(body water vapour and volatile matter mixture, BWVM)。BWVM 应是人体一种基本的生理现象,是体液的蒸发态。BWVM 的特点是:以水分为主,挥发性物质为辅,有一定温度,有脏器组织的穿透性,总体运动方向是从里向外,从下向上。

BWVM 为何含水蒸气呢? 现代医学生理学揭示,人体主要成分是水,一般成年人体液约占体重的 60%,水又是体液的主要成分,是人体内含量最多的物质,是水蒸气的来源。医学生理学有个概念叫"不感蒸发",是指人体内的水分从皮肤和黏膜(呼吸道黏膜)表面不断渗出而被汽化的过程。由于这种蒸发与汗腺活动无关,不显汗,所以不被人察觉,故此得名。当环境温度低于30℃时,这种蒸发速度相当恒定,为 $12 \sim 15 \, g/(m^2 \cdot h)$。一般 24 h"不感蒸发"量约 1 000 ml。若在运动或发热状态下,"不感蒸发"的速度更快。婴幼儿"不感蒸发"的速率比成人大,因此在缺水的情况下,婴幼儿更容易发生严重脱水。不仅在体表,体内也有蒸发状态的水气在运动。外科医生应有体会,手术时能明显感受到这种蒸发状态的温暖的水气,尤其是腹腔(手术室温度偏低)。

BWVM 为何含有挥发性物质? 因为人体细胞膜是以双层磷脂为主体架构的,对脂溶性物质通透性高,对水溶性物质通透性低,挥发性物质多是脂溶性的,因此容易穿透细胞膜。挥发性物质大多也是有气味的。人体也是有"体味"的,"体味"就是人体的挥发性物质穿透皮肤散发出来的。

现代医学有个概念称"被动扩散"或"自由扩散",是指物质从浓度高的一侧通过细胞膜向浓度低的一侧转运,这是一个自然的物理过程,不需要消耗能量和协助。这应是挥发性物质在人体运动的动力来源。食物为什么"香"?因为有很多种挥发性物质散发出来,被人的嗅觉感知到。人进食后,食物中的挥发性物质在胃肠道里浓度是最高的,而体外浓度是零,形成巨大浓度差,食物挥发性物质必然会从胃肠里面向躯体表面不断"自由扩散",最后从体表皮肤扩散到体外,生成"体味",这是一个自然的物理过程。当然挥发性物质同时也可以经由血液分布身体。为什么还要向上运动呢?因为人体是恒温的,这些挥发性物质会被加热,必然要向上升,这就是"上焦开发"。

BWVM 的提出,对一般人来说,甚至很多医生来说很难理解。挥发物和水蒸气的混合物能穿透组织器官?在身体里自由运动?能穿透皮肤蒸发出来?但可以从现代医学多方面的知识来证明。

BWVM 概念及其特性的提出有意义。了解中草药的人都清楚,相当多的中药都是有特殊气味的,有的还相当强烈,这是由于中药含挥发油成分。由此推论,这些中药汤液能快速发挥作用,除了胃肠道吸收入血循环的方式外,还应有直接生成 BWVM 的方式,即中医的"气化"概念,顺着身体内外的浓度差进行"自由扩散",从里向外、从下向上,穿透组织器官,到达身体各部分,激发 HARI 发挥效用。这或许会给现代中药药理学研究带来新的启发。

BWVM 很可能是人体一种基本物质存在状态和生理运行状态,只不过目前医学尚未认识到,笔者相信将来会有更多研究予以证实。

(二)广义的气

再解析下广义的气——精、气、津、液、血、脉六种物质的总和。根据现代医学生理学,人体主要成分是液体,统称体液,是由水及溶解在水中的无机盐、有机物一起构成。一般成年人体液约占体重的 60%,婴幼儿占 70%～80%。体液中有 2/3 是分布在每个细胞里面的,称细胞内液,也就是说,人体所有细胞里面的液体占了整个体重的 40%。体液另外 1/3 是分布在细胞外的,称细胞外液,占整个体重的 20%,包括了血浆、组织液、淋巴液和脑脊液等。这其中血浆占了 1/4,即整个体重的 5%,而组织液约占 3/4,即整个体重的 15%。以 60kg 的成人计算,总体液有 36kg。细胞内液体有

24kg，血浆约 3kg，组织液约 9kg。

那么"精、气、津、液、血、脉"能不能对应于现代医学发现的身体不同部位的体液呢？笔者分析完全能的。"精"是细胞和细胞的内的液体；"气"（狭义）是 BWVM（体液蒸发态）；"津"是组织液；"血"是血液；"液"是腔隙内体液（如关节液、胸腹腔液等）和脑脊液；"脉"是动静脉血管、淋巴管网络；合在一起就是广义的气。现代医学生理学中体液概念基本对应于《黄帝内经》中广义的气。

广义的气也对应于现代医学生理学细胞生存的内环境，解析清楚两种医学的对应关系很重要，对中医原理的理解和辨证施治有很大的帮助，详见"太阳病篇"。

二　血津与营卫

血对应于血管内流动的血液，其功能对应于中医"营"的概念。津对应于组织液，其功能对应于中医"卫"的概念。

三　精

中医的精应是指人体的细胞。《黄帝内经》曰："两神相搏，合而成形，常先身生，是谓精。"

结合现代医学组织学与胚胎学解析："两神相搏"对应于卵子和精子的受精过程，从宏观到微观，受精过程相当不容易，这个"搏"字用得相当精准完美。从这里也可以看出精并不是指生殖的精子或卵子。"合而成形"对应于受精卵，受精卵才是第一个完整的细胞。"先身生"是说在身体成形之前生成的；从受精卵第一个细胞开始，通过不断的细胞分裂，1 个到 2 个，2 个到 4 个……到桑葚胚（几百个细胞）、囊胚、胚盘，经 8 周时间最后形成胚胎（人形），因此人形的胚胎才可以算是最初的"身"，因为头、躯干和四肢都能看清楚了，内脏也有了。故《黄帝内经》岐伯说的"精"，指向的应是构成人体最基本、最基础的单位——细胞。

四 气血精津的关系

参照现代医学生理学、人体解剖学，人体最基本的构成单位是细胞（精），细胞（精）是"浸泡"在组织液（津）中的，细胞（精）生活需要的营养物质和氧气等都从组织液（津）中摄取，同时细胞（精）代谢的废物和二氧化碳等也排放到组织液（津）中，这是第一次交换。毛细血管（脉）也是"浸泡"在组织液（津）中的，血液（血）中的营养物质和氧气通过毛细血管（脉）渗透入组织液（津），同时把代谢废物和二氧化碳等通过毛细血管血液（血）带走，这是第二次交换（图 1－1）。

组织液（津）的一部分也会变成蒸发态的 BWVM（气），在身体内运行并扩散出体外，同时 BWVM（气）在体内也会再度溶入组织液（津），形成往复循环。组织液（津）的一部分成分会被吸收入血液（血），同时血液（血）的一部分成分会渗透到组织液（津），因此气、血、津三者之间一刻不停地相生相化。

理解这个微观的过程很重要，因为疾病状态时病邪 APDFB/HPDFB 的生成变化就存在于细胞液（精）、组织液（津）和血液（血）中，各种免疫细胞（精）是透过毛细血管或毛细淋巴管（脉）进入组织液（津）中进行吞噬，引起局部炎症性反应，微循环障碍也发生在这个微观层面。中医辨证论治，用中药激发 HARI 力量，在这个微观层面表现为血液（血）供应的增加和流动的加快，BWVM（气）的运行加快，HARI 对 APDFB/HPDFB 的清除和转运也是通过毛细血管或毛细淋巴管（脉）内的血液（血）和淋巴液进行的（图 1－1）。

另外，中医有"入血分药"和"入气分药"的说法。这很可能是与药物成分不同的挥发度和溶解度有关。入气分药，挥发度高的药物，脂溶性高，可以更多存在于组织液或细胞内液中，并不断"气化"生成 BVWM（气）；又因组织液（津）和细胞内液（精）容量（约占体重的 55%）远远大于血液容量（约占体重的5%），故药物成分分布在血中较少。而入血分药，挥发度低的药物，水溶性高，细胞膜通透性差，吸收入血液后，难以进入组织液（津）或细胞内液（精），或者是与血液中某些成分相结合，故更多溶解于血而津液中分布少。

第八节　人体循环系统论

现代医学解剖学对人体以心脏为中心的循环系统从宏观到微观的深入研究,为中医理论的现代阐述提供了客观内容。如果在唯物辩证法的指导下,将现代医学解剖学与人体本能论、病邪论及疾病辨证论治相结合,会呈现出极其鲜活的一面。

心脏是人体封闭式循环系统的中心,是一个自动运行的、顽强不息的强大的"泵"。"天行健,君子以自强不息"用来形容人的心脏是相当贴切的。组织胚胎学研究认为,受精卵发育至第2周就有了搏动,产生了节律性电脉冲,这时候心脏还没有成形,心脏结构发育完整是在第7~8周。这种节律性的电脉冲是窦房结里的起搏细胞产生的,它们生来具有自主节律性,伴随人的一生。心脏肌纤维是在节律性心电脉冲下发生节律性收缩或舒张的。人的死亡为何要用心电的消失来证明呢?因为一些情况下,即使心脏停止跳动、呼吸停止,心电的脉冲可能还会持续一段时间,说明这些起搏细胞还活着,人还有救活的可能;如果心电消失了,人工电起搏后,心电能恢复,人还有救治希望;但如果人工起搏也不行,心电彻底消失,说明起搏细胞死亡,心脏也就永久性死亡了。

心脏这个"泵"与人工机械的泵有极大的不同,心脏是一个泵带动着4个系统。现代医学总结了体循环、肺循环、淋巴循环3个系统,笔者结合中医原理,将内脏器官血液循环从体循环中单独分出来分为4个系统,因为内脏循环在疾病状态下的运行有独特性。一个心"泵"带动运行4个系统是一件非常复杂的事情,不仅是结构和动力的问题,而是时时刻刻动态协调4个系统的问题,要保证每个系统的循环供血分配得恰到好处,才能保证身体每一个细胞都能得到恰好的供血。有一点不协调就可能造成某个系统、某个区域、某个层面的细胞组织因缺血产生APDFB。这4个系统,特点各有不同(图1-4)。

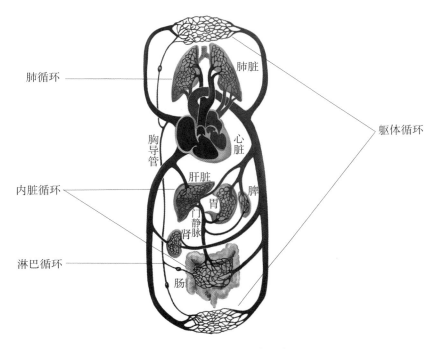

图 1-4　人体循环系统示意图

一　四个循环的特点

（一）躯体循环

躯体循环（体循环分离出内脏循环后）是心脏供应皮肤、肌肉、骨骼、大脑、肾脏等部位的血液循环。此循环是心脏左心室把富含营养和氧气的动脉血泵出，供应给这些组织器官消耗，同时把含有代谢废物和二氧化碳的静脉血回收入右心房。皮肤表层内有致密的微血管网，起到防御功能，有汗腺分泌汗液可以调节体温。肌肉组织除运动功能外，病理生理情况下也参与身体的产热过程。躯体循环包含肾脏是因为其供血结构特点与内脏循环不同，与皮肤的微循环在生理活动中相关性非常高。例如，正常人一般出汗多时，尿量就少；尿量多时，出汗就少。躯体循环的特点是动脉循环更具优势，是一个消耗营养和能量的循环。现代医疗常用的药物静脉输液方式，也是最先从这个循环进入身体发挥效用的。

（二）内脏循环

肝脏、胃肠道、脾脏、胰腺等的动脉血都来自腹主动脉一个分支腹腔干，而胃肠道、脾脏、胰腺等回流的静脉血液都要先汇总到肝门静脉，经过肝脏后，才能回到心脏。这个生理解剖特点非常重要，因为从血液循环的角度，肝脏是躯体循环和内脏循环之间的最后一道必经枢纽，而不是脾胃。从功能看，胃肠道消化吸收食物营养后的血液都要经过肝脏的过滤、解毒、转化、合成后才能生成富含营养的、充满能量的、清洁的血液，进入躯体循环，为全身细胞所利用，因此肝脏更具有枢纽作用。为适应食物的消化吸收，胃肠道黏膜表面积很大，血流相对缓慢，故形成丰富而庞大的静脉网，因而具有储存血液的功能。肝脏同样是以流动缓慢的静脉血为主，约占 3/4，不仅有储存血液的功能，更重要的是血液过滤、物质代谢和解毒功能。相对于躯体循环，内脏循环以静脉循环丰富为突出特点，是一个储存血液、生成营养和能量的循环。口服中药汤液最先是从这个循环进入身体发挥效用的。

（三）肺循环

从躯体循环和内脏循环返回心脏的静脉血，被心脏右心室泵出，进入肺毛细血管网，进行氧气和二氧化碳的交换，生成富含氧气和营养的静脉血再回到左心房。肺循环和躯体循环相比血压低，血流阻力小；血容量大，波动也大；肺毛细血管有效滤过压较低。这些特点与病理情况下肺泡的张力改变的渗出关系密切。

（四）淋巴循环

淋巴循环是一个单向流动的系统，毛细淋巴管盲端分布在全身组织中，逐级汇到左胸导管和右淋巴管，最后汇入锁骨下静脉。淋巴循环的功能是回收组织液中的蛋白质和运输小肠吸收的脂肪等，也有免疫防御功能。

笔者要强调一下左胸导管，左胸导管一端连接肠道，另一端连通静脉，没有经过肝脏，间接与肺相通，是淋巴系统与血循环的交通通道，在疾病状态时有着特殊重要的意义。因为肠道内生成的 APDFB/HPDFB 很有可能会从肠毛细淋巴管进入身体,通过乳糜池进入胸导管,再从锁骨下静脉经右心进入肺毛细血管网,被阻隔沉积在肺中,引起肺的病变。《黄帝内经》有"肺合大肠""腹中常鸣,气上冲胸,喘不能久立,邪在大肠"的表述。"肺与大肠相表里"是中医重要的理论观念,肺病的中医论治也往往从大肠入手。因此,笔者分析胸导管这条基于解剖学和生理学的通道,最有可能是这些中医理论的人体客观结构基础。

组织内的毛细淋巴管也是微循环的一部分,也可能是清除病邪的渠道之一。在组织炎性区域,免疫细胞吞噬病邪后,除返回毛细血管外,也会进入毛细淋巴管,在淋巴结等处滤过和免疫增殖,是本能排异力量在微观层面的一部分。

二 循环系统的调节

人体循环系统的调节非常复杂,主要包括神经调节和体液活性物质调节。神经调节有大脑神经中枢的参与,但又是一个不依赖于人自我意识的或者说无意识的本能调节。神经调节主要是靠自主神经系统,不受意识支配。自主神经系统又分为交感神经系统和副交感神经系统。心脏和内脏器官多同时受这两种神经支配,而两者的效用又往往相互拮抗。例如,心脏受交感神经和迷走神经(混合神经,主要是副交感神经)双重支配,交感神经兴奋则加强心脏活动,如心率加快、心肌收缩力增强等;迷走神经兴奋则抑制心脏活动,如减慢心率,心肌收缩力减弱;再比如胃肠道,迷走神经兴奋可加强胃肠道的蠕动和分泌,促进消化吸收,而交感神经兴奋则抑制胃肠道的蠕动和分泌。一般来说,当交感神经系统兴奋时则副交感神经系统受抑制,反之亦然。

能够触发身体循环系统发生本能调节反应的因素是随时随地的,如身体从平躺着到站起来这个过程中,就会触发循环系统的本能调节,适应因站立导致的回心血量的减少;再比如剧烈运动时,躯体骨骼肌需要的循环血容量增加,人体本能地调动内脏循环储备血容量向躯体循环增加供血,从而导致胃肠道血循环容量的减少。昼夜节律同样引起循环系统的本能调节,白天躯体循环、肺循环血循环容量偏多,趋向于分解代谢,而夜晚内脏血循环容量偏多,趋向于合成代谢。这些生理调节出现障碍同样会生成病邪,引起疾病发生。例如，严重失眠患者，白天往往乏力倦怠、精神萎靡，就是因为本应在夜间向内脏循环供血增加而躯体循环减少的调节反应失灵，导致夜间大脑供血多而兴奋失眠，内脏供血少而影响营养物质和能量血液的生成，第二天供应躯体循环血液质量下降，从而出现乏力倦怠、精神萎靡等症状。

疾病状态时，人体本能力量为排异病邪，调节循环系统重新分配是重要的环节，或者说就是本能力量排异病邪过程的一部分。疾病状态下触发调节反应的因素有很多且复杂，但从根本上分析就很简单，就是局部组织细胞的缺血、缺氧。一般说来，局部循环血容量的不足，在短时间内是无法直接补充的，只有通过全身范围内的调节和重分配才能弥补。本能调节反应会增加心脏输出血量，通过增加单位时间内周循环次数和提高血压灌注，来增加局部缺血缺氧的组织细胞的供血量，直到症状改善。如果症状仍不能改善，这个本能调节过程就需持续存在，可以是几天，也可以是几年、几十年。而局部的缺血缺氧大多与"正邪相争"引发的炎性反应、微循环障碍相关。

人体调节血液循环的本能过程也是 HARI 排异病邪的重要过程，会产生出相关的一系列症状，而这些症状同样也容易被误解为疾病本质。例如高血压病，如果把血压升高这个症状当成疾病的本质，那治疗用药无不是以降血压为根本目标。血压过度升高确实有脑出血的风险，降压确实可以预防脑中风，但高血压背后的根本问题可能不在于此。人体本能力量为什么要升高血压这个问题值得思考。按唯物辩证法疾病观，血压升高应是 HARI 排异病邪过程的症状表现，而不是本质。排异过程中引发炎症反应和微循环障碍，使得身体某个区域、某个系统、某个层面的组织细胞出现了缺血缺氧，触发人体循环系统的本能调节反应，这才是导致血压升高的根本原因。

降血压为目的治疗不应是根本性治疗，如果是根本性治疗，那停药后血压应该是保持正常的，不会再度升高。而现实的情况是高血压患者需要终身服药，对患者的教育也是这样。因为停用降压药后血压立刻就反弹升高，有时反弹得比服药前还高。很多医生和患者会认为高血压病很"顽固"，这不就是人体 HARI 排异病邪的一种"顽固性"表现吗？体内病邪持续存在，缺血缺氧的细胞每时每刻通过神经传导、体液信号，不停地向神经中枢发送信号，人体 HARI 必须不断地升高血压，以加压灌注的方式缓解局部缺血问题。或许有人会问,血压升得那么高了,持续那么久了,为什么不能解决缺血的问题呢?笔者思考,这也许是高血压病 APDFB 的特点,它始终没有被清除,从而一直阻隔着 HARI 改善局部供血的微观过程,导致身体需要不断升高血压,直到能改善局部缺血时才会达到一个稳定的平衡点,而此时的血压数值就是平衡点的标志。过高的血压,导致身体其他正常部位受到累及而过度充血。尤其是大脑,外部是颅骨,没有扩张缓冲的余地。脑组织受过度充血的挤压会出现一系列相关的症状,如头痛、头胀、头晕、耳鸣等;超过脑血管承受的极限,就会发生出血性中风,因此大脑很可能是无辜的受害者。当然大脑组织也可能是病邪的累积区域。

降压药中有很多是扩张血管的,为何不能改善局部供血?笔者分析,扩张血管是以扩张全身性的大血管为主,是以降血压为目的;缺血的局部微循环,受 APDFB 的阻隔需要高血压才能改善,全身性扩血管降压反而有可能进一步加重局部组织的缺血缺氧;此外,扩血管药常合用的减慢心率的药,这导致心脏泵血输出量进一步减少,改善局部缺血的可能性进一步降低,因此难以解决最根本的问题。从唯物辩证疾病观,如何判断一种高血压病的治疗是不是根本性治疗,就是看停药后血压是否一直保持正常,或者说彻底治愈,而不应是终身服药。

第九节　人体本能调节论

一　人体本能调节

人体生理功能的自动调节系统是人体本能力量排异病邪的重要系统。生理学认为,当人体内外环境发生改变时,为了保证机体能够适应这种改变,维持内环境的相对稳定,机体内部必须进行一系列的调节活动来维持这种稳态,这个过程就是生理功能的调节。唯物辩证观下的疾病观认为,当人体内外环境发生改变时,人体内就会生成病邪,最初是 APDFB,就会激发身体本能力量的排异过程,这与生理调节过程是一致的,而且这个过程绝大多数情况下不被感知,也不受自我意识的控制,是自动进行的,可以理解为"超级"自动控制过程。

二 人体本能排异

人体的生理功能调节方式有 3 种:神经调节、体液调节和自身调节。因此,在疾病状态下,人体本能力量排异病邪的方式也是 3 种,笔者称为本能神经调节排异、本能体液调节排异和本能自身调节排异;三者既可以单独存在、独立完成,也可以相互配合、协同完成,共同排异体内病邪,直到恢复到常态。

本能神经调节排异是由神经系统活动调节完成的,基本形式是神经反射,由感受器、传入神经、神经中枢、传出神经和效应器 5 个部分组成。具体过程:感受器将接受的变化刺激,如寒热,转变为神经放电信号,传入相应的神经中枢,中枢对传入信号进行分析处理并发出指令,由传出神经传至效应器,产生相应的活动变化来排异病邪。神经反射的特点是反应迅速、起作用快、调节精准。

本能体液调节排异是指机体某些组织细胞分泌的特殊化学物质,通过体液途径到达并作用于靶细胞上的相应受体,影响靶细胞生理活动以达到排异的目的。特殊的化学物质可以是激素,如糖皮质激素、甲状腺素、胰岛素等;也可以是细胞因子,如白介素、生长因子、组胺等;还可以是细胞代谢过程产物,如二氧化碳、氢离子等。体液途径包括血液循环、组织液等。人体很多内分泌腺接受来自神经和体液的双重调节,称为神经-体液调节。体液调节是一种较为原始的调节方式,作用缓慢而持久,作用面较广泛。

自身调节排异是指某细胞或组织器官凭借本身内在特性,直接对变化产生反应。特点是强度较弱,影响范围小,灵敏度低。

人体是一个超级自动控制系统,所有本能反应的过程都通过这个系统来实现,其形成是一个极其漫长的生物进化过程,因此也极其复杂。目前认识到的仅仅是冰山一角,绝大多数情况下,我们并不知道疾病时身体为何进行这样或那样的本能反应。但应该相信一点,那就是这个本能反应是身体为了最大的生存概率而作出的选择。因此,最佳的医学应是顺应辅助身体的本能选择。

第十节　病原微生物感染论

一　人与病原微生物的辩证关系

从唯物辩证法角度,人类与病毒等病原微生物的生存斗争是对立统一关系。从生命起源演化看,病毒细菌这些病原微生物是比人类早得多的地球主人。没有病毒,哪有后来生物的演化和多样性呢?

对病原微生物而言,只有在适合生存的环境中才能生存繁殖。人体本身就是有微生物共存的,如在口腔、鼻腔、肠道里有大量的微生物长期共生共存。因为这些局部环境适合微生物生存,对人体也是有益的。一般而言,在健康的人体内,组织内或血液内是不适合微生物生存的,即使偶尔被微生物进入,也会被人体强大的免疫系统所清除。与人体共生共存的微生物只有在特殊条件下,即人体免疫力低下的情况下,才有可能会转变为致病微生物,引起感染性疾病的发生。

因此从医学角度,不能把二者的对立绝对化,看不到统一性;不能将消灭病毒等病原微生物作为治疗的唯一目标。

二　病原微生物感染是疾病的外因

对人体疾病而言,病原微生物的感染不是内因而是外因。按唯物辩证法疾病观,人体生病是内因和外因共同作用的结果,内因是主要的,决定性的,外因是第二位的,通过内因起作用的。病毒、细菌等病原微生物,相对于人体就是外因,是 HPDFB,无论它们感染性、致病性多强,也必须要通过内因 APDFB才能起作用。

现代医学在被感染的患者体内检测到病原微生物,是证实了有外因存在,但不是感染性疾病的根本。现代医学相信的是"眼见为实""检测为实"。用电子显微镜看到了病毒、细菌的样子,用各种试剂检测出了病毒、细菌的成分,用体外培养法培养出病毒、细菌的数量,用基因测序仪器测出了病毒、细菌的全基因序列,这难道还不是疾病的根本原因吗? 眼见为实,不一定为根本。

三 感染性疾病的内因

人体在被感染之前,体内必然存在内因,即 APDFB,这是决定性、根本性的因素。病原微生物感染前,人体生的是什么病? 一类是现代医学已经明确诊断的疾病,在此基础上的病原微生物感染称为"继发性感染",这是现代医学的共识;另一类是现代医学没有明确诊断疾病的亚健康状态。亚健康状态在中医和唯物辩证法疾病观下已经是疾病。亚健康是各种可能的致病因素作用于人体生成了 APDFB,引发 HARI 发生排异反应的过程。但因最初期症状较轻微,有时患者自己也感觉不到,去医院也检查不出问题,被归属于亚健康,在"疾病论"中已解释清楚。亚健康是病原微生物感染人体的重要前提条件,或者说亚健康状态的人体内有病原微生物生存的条件。因此如何能真正预防感染性或传染性疾病的发生? 或者说就是如何治好亚健康状态的疾病。

现代医学观念一般认为病毒、细菌是有侵袭力的,可主动侵入人体,其实它们只是遇到了合适的生存环境繁殖而已。人体生病后,体内就有了它们生存的环境,APDFB 就是它们生存在人体的前提和重要条件。病原微生物之所以能感染成功并在人体内生存繁殖,是通过这个 APDFB 内因实现的。

四 感染性疾病的治疗策略

以推动 HARI 排异 APDFB 的治疗为主,抗病原微生物 HPDFB 的治疗为辅,这应是感染性疾病在唯物辩证法指导下的治疗策略。在这样的治疗下,随着体内 APDFB 逐渐被清除,内环境逐渐趋向正常,病原微生物 HPDFB 就会逐渐失去生存的环境,在此基础上随着被免疫系统力量的清除,最终与APDFB 一起被排异代谢出体外,这是一个非常"和谐"的治疗过程。这样的治疗病原微生物是不会产生抗药性的,因为治疗的药物主要针对 APDFB,而不是病原微生物。这就是为什么《伤寒论》中的经方能保持上千年疗效而不会因为耐药需要升级换代、被淘汰，至今仍可用于各种各样的病原生物感染疾病的原因。

当然面对严重病原微生物感染、患者体质较弱情况下，针对 HPDFB 的治疗也是非常重要的，且不可缺少，因为外因也是促进疾病恶化的重要因素。此时才是需要抗生素、抗病毒药物的最佳时机，但必须同时配合针对 APDFB 的根本性治疗，否则努力巨大、花费巨大却难以收获疗效。

当医疗的目标仅仅是针对外因，即彻底杀灭病原微生物时，它们自然而然地会产生抗药性，这是病原微生物的生存本能，这种本能的力量非常强大。因此常常是越与它们对抗，反而越使它们更加强大或者加速变异。这也是《道德经》"反者道之动"的一种体现。从青霉素开始，各种抗生素和抗病毒药的不断升级换代就能说明这个问题。青蒿素的耐药原理也一样，因为青蒿素治疗疟疾的策略也是针对外因疟原虫。

笔者并不是否认现代医学对病原微生物研究的巨大贡献。传染病病原体的发现以及对抗性治疗，对传染病的防控都有着极其重要的意义。倘若在此基础上，能用唯物辩证法疾病观做指导，结合中医辨证论治，同时针对内因进行治疗，则感染性疾病、传染性疾病的治疗将会更上一层楼，成为未来医学的突破口，产生更深远的影响。

五　面向未来的两种选择

人体本能力量 HARI 是随亿万年地球生物一路演化来而的，是一种与地球所有生物相同步、相一致、相和谐的能力，形成万物共生、共存、共演化的生态系统，是"天人合一"的客观基础；HARI 与病原微生物的辩证关系是一般规律，是"大道"。

笔者认为，人类医学要与病原微生物做直接斗争，胜利只是暂时的，斗争是永远的，最终胜负是未知的。

第二章　理　　篇

本篇以唯物辩证法为指导,结合现代医学相关理论知识阐述以《伤寒论》为代表的中医六经辨证原理。

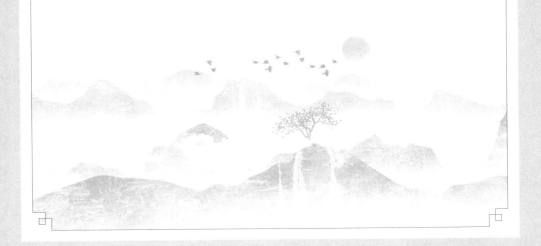

第一节 疾病按强度的二分法：阳证和阴证

一 疾病的二分法

"道篇"所述，唯物辩证法与中医相结合的疾病新定义：疾病是人体在特定时间空间条件下，受到致病因素作用，造成部分成分发生变性，生成 APDFB，或继发生成 HPDFB，触发 HARI 发生排异反应，人体要把 APDFB/HPDFB 排异出去，但因 HARI 力量不够，排异过程处于一种僵持状态，体内 APDFB/HPDFB 持续存在，HARI 持续斗争，即正邪相争，从而表现出各种各样病症的过程。人体从疾病到康复是体内 APDFB/HPDFB 被 HARI 清除的结果，从疾病到死亡是 APDFB/HPDFB 累积的量和速度超过 HARI 力量的极限，导致 HARI 被耗竭的结果。

按这样的阐述，对疾病应该如何分类呢？根据疾病表现出的强度可分为两种，一种是强烈的、过度的、积极的症状表现；另一种就是低沉的、不足的、消极的症状表现；按传统语言，前者属于阳性的症状表现，后者属于阴性的症状表现，这就是疾病强度的二分法。医生临证时，通过收集分析这些病症特征，辨别、证明出疾病发生的强度是阳性的还是阴性的，即为阳证或阴证，这就是辨证的过程。

二 阳证和阴证

阴阳，中国古代哲学代表名词，传统文化中用得最广泛同时也最泛滥的名词，容易引起各种理解上的偏差。阳证和阴证完全可以换个名称，比如"正证"

和"负证"亦未尝不可。这样在最宏观的高度,把疾病性质分为阳性疾病和阴性疾病,或正性疾病和负性疾病。这与现代医学对疾病的分类思维是完全不同的,不是按病因、病症分类出几万种病,但这几万种病却可以按这种思维只分为阳性疾病和阴性疾病两种。这是两种不同医学思维维度的分类方法。

举例说明,患者有发热、头痛、上腹疼痛、恶心呕吐等一组症状,就是典型的阳证;有全身无力、手脚冷、腹泻、精神萎靡等一组症状,就是典型的阴证。

阳证和阴证的背后既代表着身体本能力量 HARI 宏观上相对的强或弱,也代表着不同性质和不同质量的病邪对 HARI 激发能力(异物性)的强或弱。一般说来,HARI 力量强同时病邪异物性强或量大时,多表现出阳证的特征;HARI 力量弱同时病邪异物性也弱时多表现出阴证的特征。一般 HPDFB 的异物性比 APDFB 强,对 HARI 的激发能力强,故多表现为阳证;APDFB 激发能力弱多表现为阴证。但又不是绝对的。一般中医所说患者"气血充足"可以提示 HARI 力量强,"气血不足"提示 HARI 力量弱,但气血充足与否只是一个基础,与阳证或阴证不是单一直接的对应关系,要结合对 APDFB/HPDFB 的反应强度才行。总之,阳证和阴证所代表的疾病反应的强度,背后是 HARI 和 APDFB/HPDFB 在特定条件下复杂的、综合的博弈结果,有时在具体的患者身上两者也可以同时发生,交杂在一起,因此需要从整体上辨证分析。

现代医学有个能量代谢理论可以借鉴说明。能量代谢是生物体内物质代谢过程中伴随发生的能量的释放、转移、储存和利用。人体的能量代谢分为合成代谢和分解代谢,合成代谢是指身体利用食物营养成分以及分解代谢的部分产物来构筑和更新自身组织,并将能量储存在生物分子结构中。分解代谢是身体分解吸收进来的营养成分及自身的组成成分,并释放出能量用于各种功能活动和维持体温。人体能量代谢中还有个基础代谢率概念,就是人体处于清醒、安静、25℃室温、无肌肉活动、无紧张及食物影响的基础状态下单位时间内的能量消耗,主要用于维持血液循环、呼吸等最基本的生命活动。

人体能量代谢水平的维持是靠多器官系统共同运行的,这些系统还包括激素内分泌系统,如甲状腺、肾上腺、胰腺等分泌的各种激素,尤其是甲状腺分泌的甲状腺激素对能量代谢的影响最大。当甲状腺功能病理性亢进时,能量代谢会升高25%~80%,甲状腺功能低下时能量代谢会下降20%~40%。还涉及人的精神行为活动的参与,如人在精神紧张的状态下功能代谢比平静时高约 10％。

　　当人体能量代谢水平正常时,常表现出"气血充足"的状态,HARI 力量相对强,营养吸收利用好、身体健壮、血液循环量充足,体温处于正常范围的上限,可对应于阳证的基础身体状态;反之人体能量代谢水平低,尤其是基础代谢率不足时,就会出现营养吸收利用下降、身体瘦弱、心率慢、血液循环不足、体温偏低等情况,可对应于阴证的基础身体状态。所以,阴证的治疗必须是身体能量代谢的整体性提升才行,而不是针对某一器官或系统。

　　阴证和阳证相比,往往不如阳证那么显著和剧烈,不仅是因为病因和病邪弱,多是因人体本能力量衰弱,引发的排异反应不强所致,但就本身病情程度而言总体上是比阳证重一些,死亡的风险相对大一些。阳证病情恶化或治疗不当最终也会进入阴证状态,阴证治疗得当有时也会进入阳证状态。

　　上述一组有腹泻症状的阴证,看上去是普通的拉肚子,但如不能及时治疗,身体可能在短时间内会迅速衰弱,发生现代医学的低血容量休克,危及生命。同样上述有发热、上腹疼痛、恶心呕吐等症状患者,若现代医学诊断是急性胆囊炎,进一步恶化会发生胆囊穿孔、腹膜炎,出现感染性休克的皮肤苍白、四肢湿冷、重度乏力、意识不清等阴证表现,同样可危及生命。

第二节　疾病按部位的三分法：表证、里证和半表半里证

一　疾病的三分法

　　《伤寒论》将人体的结构划分为 3 个部分,胡希恕先生称:表、半表半里、里,也就是表层部分、半表半里层部分和里层部分。正邪相争发生在这 3 个部位表现出的病症特征,即为表证、半表半里证和里证。

　　疾病状态下,APDFB/HPDFB 不仅可能会生成在人体表、半表半里和里这 3 个层面,也会在这 3 个层面间"转移",引发 HARI 力量在不同的层面内发生排异反应,并出现相应的病症。医生临证时,通过收集分析这些病症特征,来

辨别、证明疾病发生在身体的哪个层面,这就是表证、半表半里证和里证,即辨证表里的过程。例如,如发热、怕冷、头痛、肌肉痛的一组症状,辨别、证明出来"正邪相争"是发生在身体表的层面,因此是表证。再比如腹痛、腹胀、腹泻一组症状,辨别、证明出来"正邪相争"是发生在身体里的层面,因此是里证。当然还有可能多层面同时发生,如怕冷、头痛、肌肉痛、腹胀、腹痛、大便干硬这一组症状,就是既有表证又有里证。

《伤寒论》为什么要这样划分人体呢?为什么不按现代医学解剖学的方法划分人体呢?解剖学分大体解剖学和显微解剖学,总体上把人体分为头、躯干和四肢三部分;然后依次从细胞结构、组织结构、器官结构、系统结构,从功能上将人体分为九大系统:运动系统、神经系统、内分泌系统、免疫系统、循环系统、呼吸系统、消化系统、泌尿系统、生殖系统。

二 三分法的科学依据

笔者分析《伤寒论》对人体结构划分的科学性在于以下几点:

1) 基于生物学一种最基本结构——管形结构。最形象的类比是蚯蚓,蚯蚓结构包括3层:外层是表皮肌肉等,里层是肠道,中间是一些腺体、血管、神经等;人体最基本结构与蚯蚓结构本质上有共性:表层是皮肤、肌肉、骨骼,里层是胃肠道,中间层(半表半里层)是内脏、血管淋巴管、筋膜、网膜等。只是人体的复杂性容易掩盖结构的简单性,管形结构是人体一种最基本结构的划分方法。

2) 基于人胚胎发育过程中人体结构的形成。受精卵在第4周时发育成原肠胚,形状类似一个中空的管子,并具有3个胚层:外胚层、中胚层和内胚层(图2-1)。人体所有器官系统都是由这3个胚层发育而来。外胚层发育成神经系统、感觉器官、表皮及其附属结构;中胚层发育成骨骼、肌肉、循环、排泄、生殖系统等;内胚层发育成肝、胰等腺体、呼吸道、消化道的上皮。

这里需注意,这三个胚层和《伤寒论》的分层并不完全对应,中医的表层部分,对应于外胚层和中胚层,半表半里和里层部分对应于内胚层。虽然不完全对应,但这种以管状结构分层思维方式对人体结构进行的划分,与人体胚胎结构发育客观过程是一致的。胚胎学的研究不但印证了《伤寒论》对人体结构的深刻理解和划分,同时也揭示了人体不同区域部位的结构关

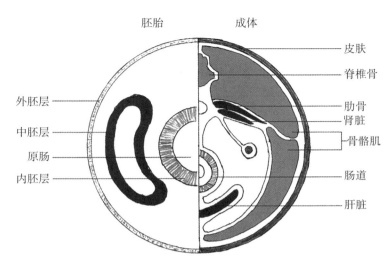

图 2-1　胚胎发育过程三个胚层分化示意图

联性,如内脏器官与胃肠道的关联更加紧密,这为中医辨证论治提供了大量客观参考的依据。

3) 病邪生成、转移有 3 个层面的特征。例如,感受风寒时最初 APDFB/HPDFB 生成在头面部皮肤和鼻腔黏膜,属表层,之后可以转移到肌肉骨骼层,然后内脏层,最后到胃肠道里层。这是身体三大层面之间既相互有间隙又有密切联系所致。这是六经病之间能传和不能传的客观结构基础,学习《伤寒论》时对这点很难理解,但若能从这个角度去理解,结合人体解剖学,则会有很大帮助。

4) 不同性质的中药作用于人体,也会在这 3 个不同层面上引发不同的身体本能反应。例如,桂枝作用于人体主要引起皮肤肌肉(表层面)的本能反应,而大黄主要引起肠道(里层面)的本能反应。

第三节　六经辨证

把疾病按强度的二分法和按部位的三分法相结合,就形成下面的排列组合(图 2-2),即为六经辨证,本质上是疾病的 6 种分类方法。

六分法/六经	阳证	阴证
表证	太阳病	少阴病
半表半里证	少阳病	厥阴病
里证	阳明病	太阴病

图 2-2 六 经 辨 证

至于这 6 种病的名字：太阳、少阳、阳明、少阴、厥阴、太阴，笔者认为初学者不用太拘泥，完全可以用 A、B、C、D、E、F 或 1、2、3、4、5、6 来代替；若非要去结合《黄帝内经》里的经络去理解，则很容易陷入混乱。胡希恕先生认为《伤寒杂病论》和《黄帝内经》是两个完全不同的医疗体系。而笔者认为，这两个体系有共性也有不同。共性是对疾病本质"正邪相争"认识的一致性，对疾病治疗是推动人体本能力量排异病邪思路的一致性；而不同之处是具体疗法，《伤寒论》是内服汤药，从内向外的治疗体系，《黄帝内经》是外用针灸，从外向内的治疗体系。如硬把两个体系混在一起，会对中医造成很大混淆和偏差。这也许是中医自古传承中的一个关键问题。

现代医学分类出几万种疾病，而且数量还在不断增加，而这些疾病绝大部分可以用六经辨证的方法分类，分出 6 种性质的疾病及相互组合。六经辨证不是按病因和病症分类的，是按唯物辩证法疾病本质的一般规律分类的。以现代医学的视角，这是不可理喻的、难以接受的。笔者思考两者确实不在一个维度，但各有优势和不足。

另外，从阴阳二证、三个部位到六经辨证，我们会很自然地联想到《易经》里的阴阳二爻，三个爻的八卦到六个爻的六十四卦这些符号。这都是华夏先祖在一个哲学体系下认识客观世界的方式，对客观事物性质的分类方法，从哪里都可入门，应可一通百通。

一　太阳病原理

（一）太阳病定义和辨证

太阳病是人体在特定时间、空间条件下，受到风寒等致病因素作用，在身体表层面部分成分发生变性,生成 APDFB 或继发生成 HPDFB,触发 HARI 发生排异反应,人体要把表层面的病邪排异出去,但因 HARI 力量不够,排异过程处于一种僵持状态,又因排异强度处于阳性,从而出现一系列阳性的和表层面相关的症状,如恶寒、发热、头痛、身痛、关节痛、鼻塞、打喷嚏、流鼻涕、咳嗽等。

临证时,先收集、辨析出患者的症状属于阳性的表证,再结合阳性的脉象证据,辨证为太阳病。用现代医学的话术,就是诊断为太阳病。然后开出太阳病中对应的治疗方剂。这就是《伤寒论》中"辨太阳病脉证并治"这句话的意思。

(二)太阳病的特征

《伤寒论》曰:"太阳之为病,脉浮,头项强痛而恶寒。"

这是太阳病最特别的症状和体征:浮脉、头和颈后部僵痛和怕冷。太阳病还分为中风证和伤寒证及其他若干种情况,还有一系列症状表现,包括发热、身痛、关节痛、鼻塞、打喷嚏、流鼻涕、咳嗽等。太阳病有中风证和伤寒证两个主要证型。

(三)太阳病发生过程

当人体受风寒,首先最容易受寒的部位是头面部和鼻腔黏膜,这就是表层面的部位。因为头面部裸露在外,没有躯体衣物的包裹和保温,尤其鼻子是面部最凸出部分,鼻腔又接触冷空气,因此鼻腔黏膜是最容易受风寒的部位。

结合"道篇"病邪论风邪、寒邪部分论述,头面部温度的骤然下降,引起局部组织尤其是鼻腔黏膜温度的下降,黏膜血管收缩,供血下降。若此时没有有意识行为的躲避,加之本能调节力量的不足,持续时间一长,会导致黏膜内微循环障碍,发生缺血、缺氧,引发成分变性,生成 APDFB,启动最初的 HARI 排异,出现最初的炎症反应。HARI 力量使心脏泵血增加,向身体头面部供血加强,以疏通微循环和输送大量免疫炎性细胞。如果此阶段 HARI 排异成功,炎症消退,人可能没有什么症状感觉,或者只有轻微感觉,在尚没有引起注意的情况下就康复了,即"隐性生病"。

如果没有成功,APDFB 持续生成,区域炎症反应继续扩大,导致鼻黏膜水肿、渗出，黏膜屏障功能下降，通透性增加。生活在黏膜表面的病毒，如鼻病毒，就能穿过黏膜层进入身体感染细胞，继发生成 HPDFB，触发更强烈的 HARI 反应。它们平时不致病，是因为部分人黏膜层细胞的屏障作用和防御力量时刻抗衡着，黏膜和黏膜细胞就相当于城墙和卫兵。平衡没有打破时，就是和平相处。病毒体积很小（几十纳米），细菌比较大（几千纳米），细菌大小更接近人体细胞。当黏膜屏障功能和防御能力短期突然下降，通透性增加，那么紧贴着黏膜细胞的体积很小的病毒，自然而然地最先进入人体。

一旦病毒突破黏膜防御体系进入身体内部，就会更容易感染各种细胞，在细胞里大量复制繁殖，引起细胞死亡。因为这些细胞是"平民百姓"，不是"卫兵"。感染死亡的细胞成为 APDFB，而病毒及其分解物属于 HPDFB，合起来是第二波产生的继发性病邪。HPDFB 比 APDFB 异物性更强，因此会触发 HARI 力量更加强烈的排异反应，比如启动人体急性发热，尤其是高热。现代医学研究证明病毒和细菌成分，即 HPDFB 是很强的发热激活物。APDFB 也有致热性，但强度低很多，与一些慢性低热性的疾病关系密切，如风湿免疫病、恶性肿瘤等。

不同种类病毒感染人体的细胞不同，触发人体本能排异反应强度也不一样。有的病毒只能在黏膜细胞内生存，感染黏膜细胞，如鼻病毒；有的可以进入人体感染内脏细胞，如腺病毒、巨细胞病毒、EB 病毒等可以感染肝脏细胞。在某种病毒流行季，人群呼吸道里这种病毒比例会高，人被感染的机会就多，如流感病毒。流感病毒触发的人体排异反应强度就比鼻病毒高很多，症状反应较重，病情也复杂很多。

第二波继发性病邪引起更强烈的本能排异反应，除了发热、心脏泵血增强、血循环加速外，还有大量免疫细胞随血液循环被调集到病邪处进行吞噬、清扫，局部的炎症反应增强。如果 HARI 力量强，病邪会越来越少，身体逐步康复；如果 HARI 力量还不够，病邪会越积越多，黏膜层受损进一步扩大，"城墙坍塌"，这时体积大的细菌开始进入人体，这就是现代医学的"继发性细菌感染"。病邪成分对人体来说是异物，但对细菌来说是"营养"，病邪聚集区就是细菌培养基，细菌开始大量繁殖，从而生成新一波 APDFB 和 HPDFB，引起 HARI 更强烈的排异反应，大量的白细胞聚集和细菌斗争，并同归于尽，变成肉眼能看到的黄白色的脓液，呼吸道内大量的渗出液形成痰液，微循环的严重障碍和炎症反应表现出局部的红肿热痛,如急性咽炎、化脓性扁桃体炎等,这是第三波继发性病邪。

如果 HARI 力量再不够,或者被各种因素障碍,或者被人为地打压,就会进入恶性循环,人体内的病邪越积越多,直到把人体本能力量 HARI 消耗殆尽,人最终死亡。

当 HARI 力量不够,本应该在局部体表黏膜被免疫细胞彻底吞噬的HPDFB,没有被彻底吞噬,导致部分 HPDFB 连同 APDFB,从通透性很高的毛细血管进入血液循环。那么转移路径是:从毛细血管到微静脉、小静脉,再逐级汇入大的静脉,最后经腔静脉回流入心脏右心房,然后再从右心室泵出,进入肺脏微循环,也就是肺泡毛细血管网,再从肺脏回流到左心房左心室,再泵出到全身的微循环,包括皮肤、肌肉和内脏的毛细血管网,再回流到静脉……这是一个往复循环通路。凡经过毛细血管网时,因血流速度极慢和管径最微细,APDFB/HPDFB 会发生阻隔和沉积效应,再次触发这些区域 HARI 反应。

参照此人体生理循环路径,可以解释为什么头颈部受寒感冒后会有咳嗽、咳痰,是 APDFB/HPDFB 从鼻腔黏膜,进入血液循环,经右心到达第一站肺毛细血管网时,发生阻隔和沉积效应,穿过毛细血管壁进入肺泡组织,引发局部HARI 反应,产生局部炎症所致,这也许是"肺主皮毛"的客观病理生理基础;为什么会有肌肉酸痛、关节痛? APDFB/HPDFB 从肺循环转出后,经左心进入躯体循环,随动脉血进入肌肉、关节组织的毛细血管网,阻隔沉积后触发HARI 反应,产生局部炎症所致;这些疼痛部位一般具有组织致密、筋膜厚韧的特征,比如肌肉肌腱相接处、关节周围,是容易阻隔沉积 APDFB/HPDFB 的部位,炎症反应的渗出物被厚韧筋膜包裹产生压力,引起肿胀,肿胀又进一步加重微循环障碍,生成更多 APDFB,形成恶性循环,因而出现局部胀、痛、酸等症状。笔者思考针灸针能刺穿筋膜,让局部减压,从而缓解相关症状,改善微循环,排异病邪,应是针刺治疗的原理之一。

（四）太阳病症状解析

1. 太阳病为何"头项强痛"？

现代医学解剖学显示:头颈部供血是由心脏发出的主动脉第一个分枝,"头臂干"和第 2 个分枝"左颈总动脉",以及第 3 个分枝"左锁骨下动脉"提供的(图2-3)。在这3条动脉基础上,再分出右颈总动脉、右锁骨下动脉和左右椎基底动脉。这里注意了,面部皮肤肌肉包括鼻黏膜的供血是由左右颈总动脉分出的左右颈外动脉提供的,而颅内大脑的供血也是由左右颈总动脉分出的左右颈内动脉,以及另外锁骨下动脉分出的左右椎基动脉提供的。也就是说,面部、颈部和颅内大脑的动脉供血是一个来源的,交叉在一起的、分不开的。心脏不可能单独地、选择性地向面部鼻黏膜微循环障碍的炎症区域加大供血,而保持颅内大脑的供血不变;要加强供血就一起加强。因此,大脑供血持续增加,呈现充血状态,又因受颅骨的限制,没有缓冲的余地,故而脑内压力升高引起头痛症状。可见,太阳病时大脑可能是"无辜受害者"。颈部肌肉僵紧疼痛亦同理,这应是太阳病"头项强痛"的原理。只要表层面局部的微循环不能通畅,病邪清除不彻底,HARI 的努力就不会停止,头痛就会持续。从这里可以延展思考血管性头痛的部分机制是否也与此有关。

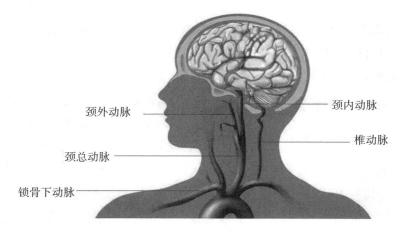

图2-3 头部血液供应示意图

为什么心脏泵血要增加,"道篇"循环系统论已阐述。身体受寒冷的刺激主要激发的是交感神经系统,除了引起心脏泵血增加外,还同时引起骨骼肌血管扩张(供血增加),内脏血管收缩(供血减少,包括肝脏),皮肤黏膜血管收缩(出汗减少),身体代谢增加等。

2. 太阳病为何"恶风"?

因为中枢体温调定点的升高,皮肤冷感受器在平常温度时也感觉恶寒;又由于体表有出汗,散热本来就快,若再吹风则散热更快,导致体表温度骤降。由于皮肤冷感受器对温度的变化速度比温度值更为敏感,风吹后产生瞬间非常冷的感觉,所以称恶风。头痛是因身体本能力量向体表不断增加血供,但仍不能疏通肌肉层的微循环,排解肌肉组织中的病邪,导致头部过度充血受牵连所致。

3. 太阳病为何"脉浮"?

中医把脉区域属于桡动脉,其上游是锁骨下动脉,与头颈部的动脉是同源的,属于身体的上部供血区域。心脏泵血的增加,动脉血管内血流量的增大,呈现充血的状态,自然会比平时"绷起来",所以触摸上去是"浮"起来的感觉,这是个物理原理。不仅是桡动脉会"浮"起来,上半身动脉都会"浮"起来,只不过桡动脉在桡骨下端靠近手腕这一小段位置表浅,容易摸到,故被中医选用于把脉。这就是太阳病"脉浮"的原理。

4. 太阳病为何"发热"?

从现代医学生理学和病理生理学研究看,人体有体温调节中枢,位置在下丘脑。人体体温的调节有个体温调定点学说,这和我们日常恒温器原理一样。人体温度调定点平时设在 37℃,如果调定点设定的温度上调,比如到 38℃,身体本能力量会启动各种方式增加产热,比如骨骼肌频繁收缩会大量生热,即寒战;同时启动各种方式减少散热,如皮肤血管收缩、汗腺分泌减少或停止等;直到身体温度达到设定温度 38℃为止,此时呈现发热。

中枢设定温度要根据两个系统的信息,一是来自外周和中枢的温度感受器的神经传导信息,如对温度变化敏感的神经末梢受刺激产生的信号;二是体内的发热激活物刺激内生致热原细胞产生并释放内生致热原,上调设定温度值,这是化学传导的信息。例如,病毒和细菌成分 HPDFB 就是确定的发热激活物,会最终导致中枢上调温度设定值,引起发热。

人体的温度感受器很有意思,有两种,一种是冷感受器,一种是热感受器。广泛分布在皮肤、黏膜、内脏、大脑中。局部温度降低时冷感受器兴奋,产生神经电脉冲信号向中枢传递,而且温度变化越快越敏感;局部温度升高时热感受器兴奋。但两者对温度敏感的区间不同,冷感受器为 10～37℃,热感受器为 35～45℃;而且数量上冷感受器的数量是热感受器的 5～11 倍。因此,人体对冷刺激更为敏感。受寒后,局部温度降低同时由于微循环障碍不能快速恢复,激发温度感受器中的冷感受器，向中枢强烈传递低温信号，也促使中枢上调温度设定点，提高体温。

当然身体实际发热的过程要比这样描述复杂得多。从宏观看，发热状态整个身体血液循环加速，代谢水平提高，非常有利于通畅病邪聚集区的微循环以及免疫细胞和肝脏对病邪相关物质的代谢分解。发热是人体本能力量和病邪斗争过程中表现出来的症状，是现象不是疾病的本质。

5. 太阳病为何"恶寒"？

恶寒也就是怕冷。当下丘脑神经中枢上调了体温调定点，这时体外原本正常的温度，变成"低温"，也就成了"冷刺激"，激发冷感受器兴奋，故身体感觉恶寒、怕冷，要穿衣服。尤其是发热初期，体温在上升，但人却感觉冷得不行，同时还在打寒战生热，这就是太阳病"恶寒"的原理。

原文：

> 患者身大热，反欲得衣者，热在皮肤，寒在骨髓也。身大寒反欲不近衣者，寒在皮肤，热在骨髓也。

可以这样解释：患者身体摸着很热了，反而感觉冷要多穿衣服，是因为下丘脑体温中枢上调了温度设定点，体温升高而发热。此时常温对外周冷感受器成了"冷刺激"，人感觉是怕冷的，需要多穿衣服；患者身体摸着很凉，反而感觉热不想穿衣服，是因为下丘脑体温中枢下调了温度设定点，尽管皮肤很凉了，但外周冷感受器对常温反应下降，热感受器反而开始兴奋，因此身体的感觉是热的，不想穿衣服。

6. 太阳病为何"鼻塞、打喷嚏、流鼻涕"？

一般的看法要和肺联系，"肺主皮毛"。从现代医学看，鼻塞是鼻黏膜的充血水肿使得鼻腔通气空间狭窄所致。长期充血水肿和慢性炎症，会引起鼻甲肥大、鼻息肉等，引起慢性鼻塞。打喷嚏原本是个本能防御反应，当鼻腔黏膜有异物刺激时，通过中枢神经，指令呼吸肌猛烈排气将异物喷出。在病理情况下，由于鼻黏膜充血水肿生成 APDFB，可使黏膜神经末梢过于敏感，对空气流通略微的温度变化，或者粉尘、花粉等，就会引起喷嚏，而正常人不会。

外界风寒冷刺激直接作用于鼻黏膜引起黏膜温度下降，微循环障碍，局部缺血、缺氧,生成 APDFB,触发 HARI,心脏向头面部供血增加,局部出现炎症反应。黏膜充血、水肿、通透性增加,故渗出增多,渗出物就是鼻涕的来源;充血水肿引起鼻塞;因黏膜神经末梢过于敏感,轻微的刺激就会打喷嚏。如果 HARI 力量不够,APDFB 清除不了,微循环仍不能通畅,会继发生成 HPDFB,病毒感染黏膜细胞,炎症反应进一步加重,充血水肿和渗出进一步加重,这就是太阳病会出现鼻塞、打喷嚏、流鼻涕的原理。

从这里可以延展下过敏性鼻炎。现代医学研究关注的是什么物质引起过鼻腔黏膜过敏,查找过敏原,然后用过敏原刺激皮肤进行脱敏免疫疗法,或者用抗过敏药降低鼻黏膜局部炎症反应来治疗。前者要花数月到 1 年时间,且疗效不令人满意;后者多会停药后复发。严重的情况要用激素来抑制本能力量,达到缓解炎症的目的。从唯物辩证法疾病观看,这都不是根本性治疗,没有真正认识到疾病的本质。所有的过敏原都是外因,作用于人体生成的是 HPDFB,外因是要通过内因才能发挥致病作用的。内因是鼻黏膜组织内的 APDFB 无法清除,引起本能排异反应长期持续,炎症才持续,鼻黏膜长期处于充血、水肿、渗出状态,鼻黏膜神经末梢感受器处于过度敏感状态,对本不应该起反应的冷空气、粉尘、花粉等过敏原发生了变态反应。所以过敏性鼻炎的根本性治疗应从内因入手,辅助 HARI 排出鼻黏膜内的 APDFB,从而不再对粉尘等外因发生反应。方法都在《伤寒论》经方里,可以参照经方大家的医案。

(五)太阳病中风证原理

太阳病中风证的特征是:恶寒、发热、头痛、汗出、恶风、肌痛,脉浮缓。当皮肤能够出汗时,说明皮肤表层的微循环是通畅的,不是正邪相争的部位;而肌肉疼痛提示正邪相争在体表肌肉层中,炎性反应和微循环的障碍也在此,这是中风证的关键。

太阳病中风证是一个什么样的"正邪相争"局面呢?首先因 HARI 力量不够,发热致体表水分的蒸发和出汗致组织液的损失,提示太阳病中风证最关键的问题,排解病邪 HARI 所需的循环血容量不足。其次,HARI 与病邪斗争僵持在体表肌肉层,此区域属于躯体循环范围,HARI 努力向躯体循环增加血容量以排异病邪,但因总的循环血容量不够,HARI 势必通过神经系统的同步调节,如兴奋交感神经、抑制迷走神经,在加快心脏泵血的同时,收缩内脏静脉血管,增加回心血量,将内脏储存的循环血容量动员到躯体循环;即减少胃肠道、肝、脾、胰等脏器的循环血容量以支持皮肤、肌肉的循环血容量。如果能够成功,人体就会康复,如果不能成功,则陷入僵持局面。内脏血循环容量短时间减少对其功能影响不大,但僵持时间一长,就会影响胃肠道对食物的消化吸收,影响血循环中富含营养和能量的血液的持续补充,会影响肝脏、脾脏的解毒代谢功能,影响病邪的解毒代谢,最终还是会影响到 HARI 力量。

因此从全局看,HARI 是需要尽可能集中力量,集中最大的循环血容量,争取在最短时间内清除体表及躯体循环范围内的病邪,然后再让各系统循环血容量恢复到常态。但如果因为 HARI 力量不够,总的循环血容量严重不足,无法在短时间内彻底清除病邪,则会陷入被动的"持久战"和"消耗战",形成一个很糟糕的局面,这就是中风证的局面。一方面 HARI 在体表"前线"与病邪持续斗争而不克,另一方面内脏循环血容量不足功能下降,导致"后勤支援"严重不足。这种局面若长期持续将是疾病慢性化的一个基础。如何解决见桂枝汤方证原理。

(六)太阳病伤寒证原理

太阳病伤寒证的特征是:发热、恶寒、恶风、不出汗、头痛、身体疼痛、腰痛、关节痛、干呕、气喘,脉浮紧等。伤寒证和中风证是不同的,从表象上看是无汗和有汗的区别,本质上是"正邪相争"的部位不同,中风证是在肌肉层,而伤寒证则是肌肉层加皮肤层。症状区别在于,伤寒证比中风证的恶寒更重,发热更高,身疼痛范围和程度也大;从现代医学看,伤寒证多与流感相关,但也不是完全对应。

当人体受寒后,体表皮肤温度的迅速降低,而身体本能力量不能迅速恢复温度时,产生内源性病邪 APDFB,累及鼻腔、呼吸道黏膜部分,HARI 反应,导致局部出现轻度炎症、黏膜屏障受损、通透性增加;生活在黏膜表面的各种病毒"乘虚而入",生成 HPDFB。不仅感染黏膜细胞,而且进入身体血循环,随头面部静脉血回流,经上腔静脉、右心房与右心室、肺动脉进入肺;肺毛细血管网管径细、血流缓,成为病毒被阻隔沉积的第一站,部分肺泡细胞会被感染,产生轻度炎症,影响到肺泡表面张力,发生咳嗽、气喘。

病毒在肺泡细胞内繁殖扩增,生成第二波 HPDFB,并再次释放入血循环,经肺静脉、左心房与左心室、主动脉而分布全身,包括大脑、皮肤、肌肉、内脏等。病毒的裂解成分,进入大脑会刺激下丘脑体温调节中枢,上移体温设定点。通过神经反射,一方面促使身体产热,比如肌肉剧烈收缩的寒战大量产热,另一方面兴奋交感神经,减少散热,尤其是皮肤血管收缩,血流量减少,皮肤温度下降,从而抑制了出汗,这是发热而"无汗"的关键原因。不是病邪直接导致皮肤出不了汗,而是与 HARI 反应的结果。中枢温度设定点上移,使得外周皮肤冷感受器对原本正常的体温也变成了"冷刺激",这是"恶寒"原因;皮肤血流减少、温度降低,倘若吹风,温度下降更快,患者感觉瞬间更冷,即"恶风";病毒及裂解成分 HPDFB 随血液循环进入皮肤、肌肉毛细血管网,成为阻隔沉积第二站,感染部分细胞,并进行繁殖扩增,再次产生 APDFB/HPDFB,更强烈激发身 HARI 力量,增强心脏搏动,向体表大量增加供血以清除病邪,病毒会被血流运送来的大量免疫细胞吞噬,但此过程又发生炎症反应,加重微循环不通畅,引起皮肤、肌肉、关节组织产生炎症、水肿,生成"水湿"APDFB,出现"头痛""身痛""腰痛""关节痛"症状;因微循环淤堵 HARI 又不断加强体表供血,导致体表动脉血管过度充血,同时静脉回流不足,引起身体相对容量不足,不仅影响内脏血流量,也影响肾血流量,激发肾素-血管紧张素-醛固酮系统,又使动脉血管进一步收缩,两方面作用相加,脉象上呈现"脉阴阳俱紧""脉浮紧""脉浮而数"。体温升高到中枢体温设定点时,产热过程停止,进入平衡状态,但仍然不出汗,高热持续不退,水分不断蒸发致皮肤、口唇干燥;交感神经兴奋,体表持续充血,迷走神经被抑制,胃肠道供血不足,同时也有一部分病邪阻隔停留,引起胃肠道症状,"干呕"只是其一,其他或会伴有胃口差、腹胀、腹泻或便秘等,形成伤寒证的复杂局面。如何解决见麻黄汤方证原理。

二　少阳病原理

(一)少阳病定义和辨证

少阳病是人体在病因作用下,或已生病情况下,APDFB/HPDFB 生成或转移到身体半表半里层面部分,触发 HARI 发生排异反应,人体要把半表半里层面的病邪排异出去,但因 HARI 力量不够,排异过程处于僵持状态,又因排异强度处于阳性,从而出现一系列阳性的和半表半里层面相关的症状:如往来寒热、胸胁苦满、心烦喜呕、胃口差、口苦、咽干、目眩、抑郁等,称为少阳病。

临证时,先收集、辨析出患者的症状属于阳性的半表半里证,再结合阳性的脉象证据,辨证为少阳病。开出少阳病相应的治疗方剂。中医医理上少阳病通常发生在太阳病之后。

原文:

➢ 本太阳病不解,转入少阳者,胁下硬满,干呕不能食,往来寒热。尚未吐下,脉沉紧者,与小柴胡汤。

➢ 太阳病,十日已去,脉浮细而嗜卧者,外已解也。设胸满胁痛者,与小柴胡汤。

➢ 少阳之为病,口苦,咽干,目眩也。

➢ 伤寒五六日,中风,往来寒热,胸胁苦满,嘿嘿不欲饮食,心烦喜呕,或胸中烦而不呕,或渴,或腹中痛,或胁下痞硬,或心下悸、小便不利,或不渴、身有微热,或咳者,小柴胡汤主之。

(二)少阳病发生过程

少阳病是太阳病未愈转化而来的,是在太阳病之后发生的。但临证上,患者看诊时往往已是少阳病了。笔者思考,六经病的"相传"或"相转",客观上应是病邪 APDFB/HPDFB 在身体 3 个层面间的转移沉积所致。从《伤寒论》所述,太阳病可以转少阳病,也可转阳明病,而阳明病不能转太阳病。这就给我们一个启发,身体里层面的病邪多是因表层面病邪未被彻底清除转移而来的,病邪长期累积表现为慢性疾病,这也是"医圣"反复强调伤寒的原因。这为很多慢性疾病的研究提供了新的思路。一个人在中年出现的诸如慢性胃肠炎、慢性关节炎、慢性胆囊炎,甚至代谢性疾病,有没有可能是在儿时的一次次受寒感冒发热,病邪没有被彻底清除,累积直至中年发病的呢?

APDFB/HPDFB 为什么会从表向半表半里转移呢?《伤寒论》的解释:"血弱气尽,腠理开,邪气因入,与正气相搏,结于胁下。"身体气血很不足了,体表皮肤防御层打开了,邪气因而进入身体更深的层面,即半表半里层的内脏,正邪相争在此,导致胁下胀满。如同打仗,外城守不住了,只好退到中城再打。

笔者结合解剖学、生理学相关知识,对少阳病做进一步分析阐述。表层面生成的 APDFB/HPDFB 进入躯体循环后,一部分会转移到皮肤、肌肉、关节等部位,而另一部分会从肝动脉直接进入肝脏,在肝窦(肝毛细血管网)内发生阻隔和沉积效应;若 HPDFB 中含有能感染肝细胞的病毒,则大量感染肝细胞并复制繁殖,引起肝组织内 HARI 反应,产生炎症。这是少阳病的关键点。现代医学研究发现,能够感染肝细胞引起肝脏肿大的病毒很多,比如风疹病毒、巨细胞病毒、单纯疱疹病毒、柯萨奇病毒、腺病毒、麻疹病毒等。这些病毒多是呼吸道病毒,即从呼吸道黏膜进入人体血液循环,感染肝细胞,同时会引起发热等症状。当然这些病毒也可能感染胃肠道细胞,要具体看当时是什么病毒。这应是"邪气因入,与正气相搏,结于胁下"的客观原理。

(三)少阳病症状解析

1. 少阳病为何会"两胁胀满"?

笔者分析主要与肝脏肿大有关,同时也伴随胃的水肿。肝组织内炎症会引起肝脏肿大,体积增大。肝脏是实质性器官,体积大,位于右肋弓内,其上是膈肌和肺,其左是胃。肿大的肝脏必然向两侧推挤肋弓,导致两胁肋部胀满、酸痛;同时让膈肌上移,胸腔容量减少,肺的呼吸深度变浅,感觉胸闷、气短。

再补充一点,内脏的感觉神经与躯体不同,主要是自主神经,能感觉痛觉,但定位模糊;而肝脏内部组织是没有感觉神经的,只有包膜有,所以肝脏受损时是没有感觉的,只有肿大时包膜受到张力产生胀痛的感觉。这也是为什么肝硬化、肝癌一发现常是晚期的原因。

2. 少阳病为何"胃胀、恶心、呕吐"?

1)肿大的肝脏会引起胃肠道瘀血、水肿。因为肿胀的肝细胞导致肝内微循环障碍,肝门静脉血进入肝脏的阻力增大,胃肠道回流到肝门静脉的血阻力增大,从而引起胃肠道淤血、水肿,这是原因之一。这说明疾病状态下肝脏对胃肠道是有重要影响的。"夫治未病者,见肝之病,知肝传脾,当先实脾",这是中医一个重要理论,从现代医学解剖学看是非常简单的道理。

2)与迷走神经受到刺激有关,这是主要原因。日常生活中,用压舌板、筷子甚至手指刺激喉咙深处就会发生强烈的恶心、呕吐反应,这就是迷走神经受

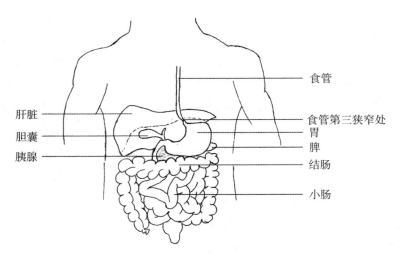

图 2-4　肝脏、胃、结肠的位置关系

到刺激的本能反应,不受意识控制。迷走神经从脑内发出,经过咽喉,紧贴食管前后壁,穿过横膈肌的食管裂孔进入腹腔,分布在胃、小肠、肝、脾、胰、肾等器官。食管裂孔其前方贴着肝脏左叶,距离胃的贲门仅 1～2 cm,是食管第三狭窄处(图 2-4)。笔者由此推论,迷走神经在食管裂孔穿过处,是最可能受到肿大肝脏、水肿的胃挤压产生刺激的部位,从而引起恶心、呕吐症状。

3)若太阳病持续时间过长,APDFB\HPDFB 累积的量大,也会从血循环进入胃肠道毛细血管网内,发生阻隔和沉积效应,引起胃的炎症反应,出现胃胀、食欲下降等相关症状,但此一点相对次要。

4)太阳病期 HARI 通过自主神经系统调节循环系统血流量重新分配,交感神经兴奋而迷走神经受抑制,增加躯体表层面供血量,减少内脏、胃肠道供血量,胃肠道蠕动功能下降也会引起食欲下降、胃胀等。这对于平日有胃肠疾病患者影响最明显,甚至可引起胃病复发,参见小建中汤方证。

3. 少阳病为何"口苦"?

人体内苦味的成分只有胆汁,故应与胆汁分泌排泄的障碍有关。肝脏肿大会引起肝内毛细胆管受到压迫,胆汁分泌排泄发生障碍。肝内胆道系统和血液循环系统是并行且密不可分的,肝细胞板一面贴紧毛细血管,另一面贴紧毛细胆管,肝细胞肿大会同时影响到二者。微量胆汁会逆行渗透入毛细血管,随血液循环去往全身,当流经舌部时刺激味觉感觉器——味蕾,从而感受出苦的味道。胆汁淤积相关的肝病患者多有口苦症状也是这个原理。一般来说苦味通常是由有害物质或毒素引起,人的身体成分里只有胆汁的味道是苦的,身体有毒有害物质被肝脏代谢解毒后会随胆汁排出体外。肝脏肿大引起的血液微循环障碍和胆汁分泌排泄障碍,应是中医"肝气郁结"的原理。

胆汁排泄障碍还有一个情况需注意,胆总管的十二指肠开口处,即十二指肠乳头,相当于一个出口阀门,会因胃肠肿胀而受压,或本身发生炎性水肿,影响胆汁排泄入肠道。下游胆汁排泄障碍必然向上游传导,引起小胆管、毛细胆管压力增加,导致少量胆汁逆行渗透入血液循环,也会产生口苦症状。因此,口苦症状背后有肝脏和胃肠两个因素,这有助于中医辨证。

4. 少阳病为何"寒热往来"?

即感觉一阵发冷,然后发热,之后自然热退,过段时间再发冷,然后再发热……如同疟疾一样。因为少阳病累及胃和肝脏,不仅影响食物的消化吸收,气血能量的持续补充,还影响到肝脏对 APDFB 的解毒代谢。HARI 力量本来不够,又补充不足,病邪无法被彻底清除。累积到一个程度,或者 HARI 蓄积一次力量,就触发一次排异反应,体温就再上升一次,然后随着一部分病邪的清除,体温又下降。但 HARI 每次努力都不能彻底清除病邪,故呈现出往复波动的现象,是少阳病最典型的特征之一。

5. 少阳病为何心烦?

心烦是一种阳性的情绪反应,和身体内部偏热又不能排解有关。生理学表明人体体核温度相对于四肢是偏高的,正常时很平稳。其中肝脏和大脑因代谢旺盛温度最高,约为 38℃,这是半表半里区域的温度特点。疾病发生时,除了发热会影响内部温度外,局部的炎症反应也会持续生热。少阳病时,肝脏和胃肠都会有炎症反应,因此引起温度升高。脏器的散热也是要透过体表的,加上内脏循环不畅,散热相对困难或缓慢,从而引起心胸烦闷。

综上,少阳病的原理紧紧围绕着肝脏这个器官来阐述,是与肝脏在血液循环中特殊解剖位置以及生理代谢中特殊功能相关联的。肝脏是躯体循环和内脏循环之间的一个重要枢纽。枢纽一旦出问题,影响范围是全身性的,症状表现也是复杂多变的。脾胃中心论是中医重要理论之一,但结合现代医学研究,尤其是解剖学和生理学相关知识，似乎更支持肝脏在人体的中心作用、枢纽作用，这一点值得进一步研究探讨。

三 阳明病原理

（一）阳明病定义和辨证

阳明病是人体在病因作用下，或者已生病情况下，APDFB/HPDFB生成或转移到身体里层面部分，触发HARI发生排异反应，人体要把里层面的病邪排异出去，但因HARI力量不够，排异过程处于僵持状态，又因排异强度处于阳性，从而出现一系列阳性的和里层面相关的症状：如腹胀、腹痛、拒按、便秘、大便干硬、怕热、多汗等，称为阳明病。

临证时，先收集、辨析出患者的症状属于阳性的里证，再结合阳性的脉象证据，辨证为阳明病。开出阳明病相应的治疗方剂。按中医医理，阳明病可以是原发的，也可以是从太阳病或少阳病传变来的。

原文：

> 问曰：病有太阳阳明，有正阳阳明，有少阳阳明，何谓也？答曰：太阳阳明者，脾约是也，正阳阳明者，胃家实是也；少阳阳明者，发汗利小便已，胃中燥烦实，大便难是也。

> 阳明之为病，胃家实是也。

> 问曰：何缘得阳明病？答曰：太阳病，若发汗，若下，若利小便，此亡津液，胃中干燥，因转属阳明，不更衣，内实，大便难者，此名阳明也。

> 阳明病，谵语，有潮热，反不能食者，胃中必有燥屎五六枚也，若能食者，但硬耳，宜大承气汤下之。

（二）阳明病的发生

"胃家实"的实，是指"正邪相争"下的结肠组织微循环严重障碍。阳明病的实表现为肠道内干硬的粪便堵塞，但本质上是HARI与肠道组织中

APDFB/HPDFB 的排异斗争引发局部炎症和微循环障碍的结果。

理解阳明病的发生，要理解躯体循环和内脏循环的关系，疾病时 HARI 会调节血容量在两个循环之间重新分布。在太阳病、少阳病期，身体本能力量为排解体表病邪，向躯体体表供血增加而内脏供血减少，这就形成了阳明病的基础；再加上在对太阳病、少阳病的医治中，发汗和泻下的方法使用不当，让胃肠道内的血液循环进一步不足，即"太阳病，若发汗，若下，若利小便，此亡津液，胃中干燥，因转属阳明"。血液循环不足使胃肠功能下降、蠕动减弱、分泌肠液减少，引起肠道内粪便下行减慢，水分被逐步吸收，变得干硬，从而发生大便困难。这就是原文中阳明病的三个成因：正阳阳明、太阳阳明和少阳阳明。正阳阳明就是指原发的阳明病，与前述病邪的体内转移有关；太阳阳明和少阳阳明，是指从太阳病和少阳病继发而来的。

（三）阳明病称"胃家实"的原因

阳明病为何不说"肠实"呢？《伤寒论》中所说的"胃"，似乎都指向结肠（大肠），如"胃中有燥屎"。按现代医学常识，胃里是不可能有粪便的。一种观点认为那个时代胃和肠不区分，统称为胃家。笔者补充的看法是，从解剖学知识，在生理情况下，胃的前方略偏下紧贴着横结肠部分。因此结肠不都是在腹腔下部，而是从右下腹盲肠，向上是升结肠，到右上腹（肝下），向左横行是横结肠（胃下），再从左上腹（脾下）向下是降结肠，然后左下是乙状结肠、直肠，最后是肛门，是绕着腹腔外围一圈的，只有起始部盲肠和终末部乙状结肠、直肠在下腹部。所以乙状结肠中有粪便堵塞并引起腹胀、腹痛的话，可在横结肠区（胃区）感觉明显，结肠内有积气也会趋往上部，触按也是胀痛拒按。因此"胃家"很可能是由于古人对胃和大肠在活体时的解剖位置无法分辨明晰所致，但这总体上并不影响辨证施治。

（四）阳明病症状解析

1. 阳明病为何："腹胀、腹痛"？

食物经过胃和小肠消化吸收后，进入结肠的是食物残渣和无法消化的纤维素等，会被结肠内大量的细菌微生物进一步分解消化，这其实是一个发酵的过程。发酵就会产生气体，正常情况下，结肠内的气体会随着肠蠕动从肛门排出体外。阳明病时,由于肠蠕动减弱,大便干结,阻碍气体排出,而上游的胃和小肠持续不停地蠕动,不断把肠内容物向结肠输送,结肠积气和积粪越来越多,肠腔压力越来越高,这就是腹胀、腹痛的主要原因。严重时腹部剧烈胀痛、拒按。

2. 阳明病为何"潮热"?

阳明病潮热的界定,是一种来自身体内部的热,像涨潮一样,慢慢地、从里向外地蒸蒸发热。也有人认为阳明病是一种"日晡所"(傍晚)的定时发热,但不够准确。因为正常生理情况下,人的体温在一天之内是呈周期波动的,下午到傍晚时段的体温本来就是一天中相对最高的。如果这个时间段再叠加阳明病里热,那么热的感觉就更加强烈,故表现为"日晡所"发热,但阳明热是全天都有的,只不过在"日晡所"更明显,更容易被感觉。

阳明病的发热与太阳病的发热有根本不同,虽然两者都可以出现高热,但太阳病发热是身体表层面发热,阳明病发热是身体里层面的发热。太阳病的发热是 APDFB/HPDFB 作用下,体温中枢设定点上移,通过增加产热,如躯体骨骼肌剧烈收缩,以及减少散热,如皮肤血管收缩血流下降,从而使体温升高,人感觉是恶寒、怕冷。而阳明病是在 APDFB/HPDFB 作用下,胃肠道内部产热增加,散热困难,体温升高是被动的,体温中枢设定点是下移的,要多出汗,加快身体散热,人感觉是不恶寒反怕热。因此,怕冷还是怕热症状的区分至关重要。当然,随着病情的迁延,表的发热高了会影响到里,里的温度高了也会影响到表,这就需要严谨的辨证过程和临证经验了。

阳明病为什么会导致胃肠道生热呢? 笔者分析,主要是肠道组织内生成了大量 APDFB/HPDFB,正邪相争引发胃肠道广泛的炎症反应而生热。

肠道表层是黏膜,肠腔内本质上是"体外"。胃和小肠腔里的内容物是各种消化液混合的食糜,结肠腔内是食物残渣和大量菌群。肠腔内食糜、食物残渣和肠道菌群相对人体而言都是异物,所以肠黏膜除了消化吸收营养的功能外,还有一个强大的免疫屏障功能,与皮肤屏障功能相同。故有观点认为胃肠道也是人体重要的免疫器官。

解剖学显示,人体小肠长 4～5 m,黏膜表面有很多环形皱襞,皱襞上有大量绒毛,绒毛的表面是一层柱状上皮细胞,而每一个柱状上皮细胞的顶端约有 1 700 条微绒毛,如果全部展开的话,面积可达到 $200～250\ m^2$,是人体表面积的 100 倍以上。

在这么大的面积上进行防御是需要大量免疫细胞的，难以计数的各种免疫细胞和肠黏膜分泌的免疫球蛋白一起形成一道免疫防御屏障，不仅防御各种细菌微生物，更可防御食物大分子异物进入肠黏膜内。正常情况下，吸收入肠壁的营养成分只能是被消化成的最小分子的成分，比如蛋白质大分子要被消化成最小的氨基酸分子，脂肪大分子被消化成最小的甘油分子和脂肪酸分子等，消化不完全的食物大分子是不能通过肠黏膜屏障进入身体的。

当阳明病发生时，胃肠道微循环血容量不足是大前提。在小肠区域，肠壁微循环不足，肠黏膜表面细胞缺血缺氧，生成 APDFB 引发 HARI 第一波排异反应，出现局部炎症。这与鼻黏膜的病变过程类同。肠黏膜表面炎症同样会导致水肿、渗出和通透性增加，防御会出现漏洞，使得原本不能进入肠黏膜内的食物大分子，尤其是蛋白质分子、多肽分子，穿过肠黏膜屏障，进入肠壁内部，生成第二波食物大分子 HPDFB（小肠内正常情况下没有细菌），从而引发 HARI 更加强烈的排异反应，表现为肠壁内聚集大量激活的免疫细胞吞噬这些 HPDFB，引起肠壁广泛性的、无菌性炎症而生热。炎症又使肠道黏膜的分泌功能受损，肠液分泌减少，又会影响食物消化成小分子和食糜的向下运送，从而形成恶性循环，炎症不断扩大，病情逐步加重。关于食物大分子进入肠壁引发慢性炎症的病理过程在功能医学领域研究较多。笔者思考这最可能是阳明病里热的根本原因。

在结肠区域情况有所不同，炎症所致肠黏膜通透性增加，会导致细菌及其裂解物，如内毒素等成分进入肠壁和血循环生成 HPDFB，引发感染和中毒，HARI 反应比食物大分子更强烈，严重时可以发生肠穿孔、腹膜炎和全身的高热反应。这是阳明病引起死亡的重要原因。

阳明病里热，笔者分析还有其他次要原因，如结肠内的发酵产热。正常情况下，食物残渣在结肠的停留时间是有限的，随肠蠕动很快被排出体外，如正常人每天一次排便，故发酵产热有限；阳明病时，肠蠕动的减弱和肠液分泌的减少，使食物残渣在肠道经过的时间延长，积累的量不断增加，如几天一次大便，使得发酵时间延长，产热增多。人的体温在一天内是有节律波动的，下午到傍晚相对最高，也可能与食物到达并累积在结肠内发酵生热有关。

3. 阳明病为何"怕热、多汗"？

因为胃肠道的持续生热，身体内部温度升高，人体本能反应是将体温中枢设定点下移,从而加速身体的散热过程。体温中枢设定点下移使得外周神经末梢热感受器在正常温度时也产生热刺激,因此感觉怕热。在相关神经系统调节下的散热过程,循环系统向皮肤表层供血增加,皮肤血管扩张,血流速度加快,大量出汗。皮肤血管扩张、血流速度加快、心脏搏动幅度的增强是阳明病"脉洪大""脉滑数"的原因。生理学研究表明,血液在血管中流动有两种方式,一种是层流,血液在血管内以稳定的速度流动,可以用泊肃叶定律计算出血流量;另一种是湍流,是血流速度加速到一定程度后出现漩涡,故又称为涡流,这应是滑脉的生理学基础。

如果HARI通过这些努力,体内温度还降不到中枢的温度设定点,这个本能的散热过程就不会停止,怕热、多汗症状就会持续存在。阳明病的多汗,往往不活动也出汗,故称"汗自出"。阳明病患者很有特征:喜欢过冬天而厌恶夏天;穿得总比大多数人少;出汗多,正常吃饭也会大汗淋漓;喜欢喝冰水、吃冷饮,不喝温热水等。这都是阳明病背后的机制导致的行为反应。

4. 阳明病为何"谵语"?

原文:

> 阳明病,其人多汗,以津液外出,胃中燥,大便必硬,硬则谵语,小承气汤主之。若一服谵语止者,更莫复服。

> 阳明病,谵语,有潮热,反不能食者,胃中必有燥屎五六枚也,若能食者,但硬耳,宜大承气汤下之。

"谵语"即胡言乱语,神志不清。笔者分析,与阳明病时肠道内累积的粪便不断产生大量有害物质进入身体,对大脑神经中枢产生毒性作用有关。这些有害物质包括氨类、细菌、真菌等微生物产生的毒素、代谢产物有机酸等。氨类物质是因消化不完全的蛋白质和氨基酸进入结肠后,被结肠菌群分解后生成的,对大脑的作用最为关键。肝硬化晚期的肝性脑病就是与血液中氨类物质浓度过高有关,说明氨类物质对大脑有明显的毒性作用。人体在正常生理情况下,肠道内也会生成这些有害物质,只不过量相对少。它们被吸收入肠壁后,随血液循环经肠系膜静脉、肝门静脉进入肝脏,会被肝细胞解毒、分解后随胆汁排入肠腔,最后以粪便排出体外,所以正常人大脑不受影响,不会发生精神症状。

　　阳明病时,肠道微循环障碍,通透性增加,同时大量粪便累积在结肠内,产生大量有害物质,被吸收入肠壁。阳明病时肝脏功能一般情况下是正常的,强大的解毒功能会把经过肝脏的静脉血中的有害物质分解代谢掉,那出现精神症状的原因何在呢?

　　笔者分析这是那条不经过肝脏的通路起了重要作用——肠道淋巴系统。如前述,肠道淋巴系统和血液系统是并行的,也是相通的,可以看作是血液循环系统的补充。正常情况下,肠黏膜内的毛细淋巴管是吸收脂肪类营养物质的主要渠道,同时还有免疫防御功能。肠黏膜淋巴管和肠淋巴结逐渐汇集成肠淋巴干,在第2腰椎处与左、右腰淋巴干汇合成乳糜池,然后形成胸导管,一直向上经过胸腔,汇入左锁骨下静脉。可见,肠淋巴液最终是直接注入静脉血的,没有经过肝脏。然后随静脉血回流入右心,再进入肺脏,再回到左心,随动脉血输向全身。经主动脉弓发出的头臂干、左颈总动脉、左锁骨下动脉进入大脑。看上去路径比较长和复杂,但在生理状态下,淋巴液流动的速度是不慢的,到达的时间是很短的。肠内毒素可以从这条路径不经过肝脏解毒代谢直接进入大脑。阳明病时,肠道组织内发生炎症反应,不仅累及毛细血管,也会累及毛细淋巴管,通透性增加,肠道内产生的有害物质量又很大,部分有害物质从此入淋巴循环,再进入血循环,最后进入大脑,从而造成神经毒性,出现"谵语"等神经症状。由此可以发现,现代医学精神疾病中有一部分就是阳明病,按阳明病治疗,反而简单有效。经方大家相关的医案不少。笔者曾在同行病区偶会诊一肾结石术后女患者,不认识家人,说胡话,诊断为"ICU综合征",神经内科会诊服用精神类药5天仍未好转。一问大便术后一直未解,仅用一剂小承气汤,当晚神志完全清楚,第2天即出院。当然此为个案,仅供参考。

四　少阴病原理

(一)少阴病定义和辨证

　　少阴病是人体在本能力量衰弱的基础上,受到风寒等致病因素作用,身体表层面部分成分发生变性,生成APDFB,触发HARI发生排异反应,人体要把表层面的病邪排异出去,但因本能力量衰弱,排异过程处于一种僵持的、低强度的阴性状态,从而出现一系列阴性的和表层面相关的症状,如怕冷、手脚冷、乏力、困倦、白天想睡觉等,称为少阴病。

临证时,先收集、辨析出患者的症状属于阴性的表证,再结合阴性的脉象证据,辨证为少阴病。然后开出少阴病相应的治疗方剂。

> **原文:**
> ➤ 少阴之为病,脉微细,但欲寐也。
> ➤ 少阴病,脉微,不可发汗,亡阳故也,阳已虚,尺脉弱涩者,复不可下之。
> ➤ 少阴病,身体痛,手足寒,骨节痛,脉沉者,附子汤主之。

(二)少阴病的发生

少阴病发生的基础是 HARI 力量的衰弱,背后是循环系统、代谢系统等多系统功能的下降,比如心脏搏动力量和频率的下降,心输出量不足,血管内血容量不足,肝脏合成代谢不足,胃肠道消化吸收功能下降等。脉相上表现为细、弱、沉、迟,就是血液循环动力和容量不足的表现。症状上都是偏衰弱的、虚冷的、无力的。少阴病血容量不足是相对的,是在代偿范围内的,不是现代医学概念的血压下降或休克。只有当少阴病病情加重,转为太阴病时,才可能会出现低血压休克,可危及生命。

(三)少阴病症状解析

1. 少阴病为何"手足寒"?

生理学研究表明,人体各部位的温度不完全一致,受环境温度影响的变化也不一致。脑和躯干核心部位的温度相对最高,同时保持相对稳定,四肢体表部位温度一般低于核心温度,受环境影响波动较大。在寒冷环境中,核心温度区域缩小,集中在头部和胸腹腔内脏,体表温度区域相应扩大,与核心温度差距加大;手脚的温度降低最显著,可以从 30℃ 降到 24℃,成为全身温度最低部位;但头部温度变化很小,仍接近平常温度。这其实就是身体保护核心区大脑、肺脏、肝脏等重要器官不受低温损伤的本能反应。

阴证患者大多平时体质虚弱、体温偏低。一旦受寒,身体表的层面生成APDFB,进一步影响微循环,局部体温会更低。HARI 尽管衰弱,但还是要尽最大努力调动身体各系统,排异病邪,产生与阳证完全不同的情况和症状特点。由于血液循环容量的不足,不仅不能像太阳病那样通过加强心脏力量向体表病邪区域增加供血,反而因为要保护大脑、肺脏、肝脏等重要脏器的血容量不能下降,维持住身体核心部位温度尽可能不降低,HARI 会收缩皮肤和四肢末梢血管,减少血容量,减少散热,使得手足温度降得更低。但由于力量不足,不仅手脚温度会降得更低,全身体温也会降低,因此出现"手足寒",人体感觉更冷。这是 HARI 从身体大局出发,为保全大局,即维持最基本的生命活动,牺牲局部而做出的反应。努力通过提升内脏功能,增加血循环容量,蓄积力量以排异病邪。

《伤寒论》中"手足寒""手足逆冷""手足厥冷""手足厥逆""手足厥寒"绝大多大数情况下是典型的阴证表现。当身体变冷,体温开始降低的过程中,往往是从手脚的末端开始,逐步向躯体中心部位逼近,如从脚冷到脚踝冷,再到小腿冷,到膝盖冷。这就是"逆冷"的原理。所以少阴病的怕冷和手足冷是因能量不足,体温绝对下降引起的感觉,与太阳病上调中枢温度设定点引起的温度感觉异常是有本质不同的。这也是《伤寒论》中:"病有发热恶寒者,发于阳也;无热恶寒者,发于阴也"的本意。

一些平素就体弱、手脚凉的女性或老年人,一旦受寒身冷、手脚更凉,盖厚被子也不行,缩在被子里起不来床,这是典型的少阴病表现。少阴病本能力量虽衰弱,但还是会努力排异病邪,故也会出现身疼痛、颈项僵紧、鼻塞、咳嗽等表层面的症状。少阴病一般不会有发热和出汗,个别情况下起病初期会有,但时间极短暂,出汗量也很少。因为身体没有能量发热和出汗,这是主动耗能的过程。这也是少阴病为何不能用汗法的原因。

2. 少阴病为何"但欲寐"?

"但欲寐"直译是白天想睡觉。乏力、没精神、困倦、白天总想躺着、总想在床上眯着的一种状态,这是少阴病的典型特征。

很多人都会有这样一种体验:在寒冷的室外,一般都是头脑清醒,比较精神的,但一进入温暖的室内很快就会发困想睡,这是人体本能调控体温的结果。例如,前述在户外寒冷环境,四肢血液循环量减少,而核心区域血液循环量增加以维持内部温度,大脑的供血量的增加会让人感觉很精神。当进入温暖室内,头部最先"被加热",身体四肢隔着衣服加热较慢,身体本能力量对血液循环的调节短期没有改变,导致头部温度轻度升高而发生困倦、想睡觉;经过一段时间身暖和后,本能力量逐步从中心向四肢重分配血容量,脑部血供恢复正常,困倦感就消失。

少阴病"但欲寐"也类似这个原理,患者平素体弱,体温偏低,四肢偏冷,穿得也比一般人多,身体主要血液循环都集中在大脑和内脏。受寒后,表层面生成 APDFB,激发 HARI 排异反应,心脏会向头颈部增加供血,因体温的下降和四肢逆冷,衣被保暖增加,从而使头部温度高于平时温度,呈现一种"头热身寒"状态,出现困倦、想睡、没精神。与太阳病头部过度充血不同,少阴病是头部是相对轻度充血。

少阴病的病程一般比太阳病短暂,要么很快好转,要么迅速加重转变为太阴病。这主要是由于身体本能力量衰弱,病情不稳定所致。

五　厥阴病原理

(一)厥阴病定义和辨证

厥阴病是人体在本能力量衰弱的基础上,受病因的作用,或已生病情况下,APDFB/HPDFB 生成或转移到身体半表半里层面部分,触发 HARI 发生排异反应,人体要把半表半里层面的病邪排异出去,但因本能力量衰弱,排异过程处于一种僵持的、低强度的阴性状态,从而出现一系列阴性的和半表半里层面相关的症状,如上热下寒、消渴、胃痛热、饥不欲食、腹冷等,称为厥阴病。

临证时,先收集、辨析出患者的症状属于阴性的半表半里证,再结合阴性的脉象证据,辨证为厥阴病。然后开出厥阴病相应的治疗方剂。

原文:

　　厥阴之为病,消渴,气上撞心,心中疼热,饥而不欲食,食则吐蛔。下之,利不止。

厥阴病的条文很少，典型症状也不明确，相应的方剂也不明确，因此历代医家观点不一。笔者从现代医学相关理论和个人临床体会对厥阴病做一简要分析，仅供参考。

（二）厥阴病的发生

少阴病时，"正邪相争"在表，半表半里层面的内脏和里层面的胃肠道尚未累及，尽管功能状态低下，但仍能代偿性运行。厥阴病时，"正邪相争"在半表半里，内脏受到累及，炎症反应导致功能运行失代偿进入衰竭，致身体整体功能状态和能量代谢严重下降，HARI 排异病邪更加困难。笔者分析由于累及不同的内脏器官，"正邪相争"的症状表现和器官功能下降的表现都不相同，因此厥阴病的症状表现比少阳病要多样。张仲景为什么把厥阴病放在六经的最后讲，胡希恕先生认为就是考虑到厥阴病比少阳病还要复杂多变，不能给出确定的范围和准确的描述，故难以辨证，但可以用排除法辨证。因为表证和里证容易判断，在阴证中，少阴病和太阴病好判断，那么除外少阴病和太阴病，则可以考虑厥阴病。厥阴病放在最后，并不一定代表着病情最重、最危险，少阴病、太阴病、阳明病都有死亡的风险。

内脏器官一般主要包括心脏、肝脏、肺脏、脾脏、胰腺、肾脏，女性还有子宫、卵巢等。如果这些脏器中的一个，长期有 APDFB/HPDFB 累积，而 HARI 力量不够不能彻底清除，这些器官组织内就会存在长期慢性炎症损害，导致该器官功能逐渐下降，直到发生功能衰竭，现代医学称"器官功能失代偿"或"器官功能衰竭"，从而引起全身能量代谢下降和全身各器官系统功能的衰弱，这是不是厥阴病的状态呢？例如，慢性肝炎致肝硬化和肝癌晚期，肝功能衰竭；慢性支气管炎致肺气肿、肺心病晚期，呼吸功能衰竭；肺癌中晚期、肺结核的中晚期也是呼吸功能衰竭；慢性肾炎致尿毒症、肾功能衰竭；慢性胰腺炎后期并发糖尿病；子宫和卵巢的恶性肿瘤中晚期等。笔者从临床经验体会，这些疾病多有体弱、脉弱、上热下寒、低热、烦渴、消瘦等症状，比较符合厥阴病的特征。

（三）厥阴病症状解析

1. 厥阴病为何"上热下寒"？

内脏器官组织持续存在慢性炎症引发慢性微循环障碍及器官功能下降，

连带关联器官的功能下降,触发 HARI 多系统的调节反应。循环系统会增加心脏泵血量和升高血压,以努力改善内脏微循环缺血。但因内脏器官血液循环的特点,静脉血流量大而动脉血流量相对少,心脏泵血增加和血压的升高对提高内脏微循环的灌注改善十分有限;加之内脏组织内大量 APDFB 沉积和慢性炎症导致微组织结构的破坏,也使心脏即使加大泵血也难以通畅内脏微循环、扭转缺血的局面;反而导致身体上半部分出现相对供血过度的充血状态,即表现为上热;而内脏处于相对缺血状态,腹腔内温度下降,引起下半身温度偏低,表现为下寒。又因 HARI 的衰弱,这种充血达不到太阳病那种充血的程度,只会是局部的、轻度的、慢性的充血。从而表现出慢性头痛、头胀、面浮热、颈部肌肉僵紧酸胀、眼胀、眼干、低热、烦渴等症状。

内脏慢性炎症局部也会产热,上蒸致口干舌燥、口腔溃疡、口渴等;这种口渴不是因为身体的缺水而渴,而是长期充血和炎症生热所致,这种渴喝水难解,喝水多了反而会胃胀,笔者见到有的晚期患者吃不下东西,但要口含冰块才舒服,这就是"消渴"。

2. 厥阴病为何"气上撞心"?

这与阳证的"气上冲"症状相似,但背后的原理不同,并不是因为病邪在表,HARI 向表层面增加供血,而是病邪在内脏,内脏炎症淤血水肿,大量循环血容量滞留在内脏和胃肠道的静脉网中,躯体循环容量相对不足,引发 HARI 调节反应,通过加大心脏收缩幅度来改善躯体循环容量,但又无法做到,呈现持续状态。在心脏区域产生强烈的悸动感,程度重时犹如撞击感,即"气上撞心"。厥阴病躯体循环容量不足也是不能通过静脉输液改善的,因为输入的容量虽然提高了总容量,但仍会滞留在内脏和胃肠道循环内,有时输液过多反而加重淤血,引起水肿和胸腔积液、腹水。

3. 厥阴病为何"饥不欲食"?

这种状况对于胃而言就很特殊,一方面是来自主动脉腹腔干发出的胃动脉供血的增强,另一方面是胃静脉血向肝门静脉输出受阻,进多出少导致胃壁淤血肿胀;动脉血供增加,胃的消化功能就还好,因此胃部会感觉热而不寒,会感觉到饿,想吃东西;同时静脉的淤血、胃壁的水肿,导致胃容量缩小,蠕动功能很差,吃不下食物,或吃了食物胃难受、胀痛,产生"饥不欲食"。

4. 厥阴病为何"食则吐蛔"?

古代的卫生条件不佳,多数人体内估计都有蛔虫。蛔虫是寄生在人小肠内的最大的寄生虫。厥阴病胃肠道微循环障碍,温度会下降,身体呈现上热下寒,准确地说是上热里寒状态。胃贴近肝脏和心脏,相对于肠道来说会偏热一些,小肠在中下腹部,相对偏凉一些。避寒趋温是蛔虫的特性,加上病患吃不下,食量减少,蛔虫会沿小肠向上移行,到达十二指肠靠近胃的地方。当人进食,胃里有食物后,蛔虫受食物气味的吸引钻入胃中,胃壁迷走神经受到蛔虫的刺激,发生本能的呕吐反应,顺势将蛔虫吐了出来。"食则吐蛔"背后的本质是内脏或胃肠道微循环障碍导致的中下腹部温度下降,同时身体本能力量为了改善这个局面而增加心脏泵血量导致的胸部、上腹部因充血而温度相对升高。这是厥阴病最重要的中医病理生理特点。

5. 厥阴病为何"下之,利不止"?

厥阴病胃肠道微循环障碍,引起胃肠道功能下降,会有胃胀、腹胀、腹痛等症状,如果这时医生判读失误,用了攻下的治法,强制性让胃肠道加强蠕动和促进肠液分泌,使胃肠组织细胞能量进一步消耗,而发生功能衰弱;同时由于肠壁本身处于动脉充血和静脉淤血状态,血液向肠壁组织的渗出存在势能,一旦受到攻下中药的刺激,必然大量渗出,渗出液随着肠蠕动和分泌进入肠道内,导致腹泻不止。厥阴病病情加重时本身也会出现腹泻,即合并太阴病的情况。

(四)厥阴病与肝病的关系

笔者以晚期肝硬化或肝癌举例具体说明厥阴病。由于大量的 APDFB 累积在肝组织内(有乙肝病毒时合并 HPDFB),长期"正邪相争"引发慢性肝脏炎症,导致肝小叶结构破坏和纤维化组织弥漫增生,肝组织内微循环严重障碍,肝脏功能严重下降。肝脏 3/4 的血液供应是从肝门静脉来的,而肝门静脉的血液是从胃、脾、肠道静脉血汇集而来。正常生理情况下只有这一条通路。血流进入肝脏受阻,肝门静脉压力不断升高,反过来引起胃肠道、脾脏静脉回流受阻、压力升高,发生慢性淤血水肿。胃肠道消化吸收功能下降,会出现胃口差、胃胀、消化不良、腹胀、恶心等症状;脾脏则表现为进行性的肿大,挤占腹腔,上移膈肌,出现腹胀、胁肋胀痛、胸闷短气等症状。肝脏和胃、脾、肠器官微循环障碍缺血的信号不断被发送给中枢神经系统,激发 HARI 力量,多系统调节试图改善这一局面。循环系统心脏泵血量增大,通过主动脉的分支腹腔干向肝脏和胃肠加强供血,无奈肝组织炎症水肿的阻碍和微结构的破坏,使得供血增加的努力无法改善缺血的局面,反而使上半身长期处于充血状态,加上肝脏慢性炎症生热的上蒸,出现低热、口舌干燥、消渴、心烦等症状;同时也由于肝脏和胃肠道慢性淤血,出现面色暗黑、口唇舌质青紫、肌肤甲错、出血等瘀血证表现。这些症状特征与厥阴病的描述十分相近。

当然厥阴病不能仅指肝脏疾病,只是从症状特征和受累内脏发生率上,厥阴病和肝脏疾病的关联度相对是比较高的。笔者从临床观察,各种疾病的晚期,当某个内脏器官功能处于严重下降或衰竭状态时,往往也会表现出这种上热下寒、寒热错杂的厥阴病特征。例如,慢性肾功能衰竭导致的尿毒症,往往伴随着肾性高血压病;慢性呼吸功能衰竭,伴有血压升高、皮肤充血、温暖多汗、烦躁等;各种恶性肿瘤晚期的低热、烦渴等。厥阴病这些特征都提示人体 HARI 力量在顽强地做着最大努力,是在尽一切可能代偿衰竭的器官功能时呈现的一种状态。

过去由于生活条件艰苦和医疗水平极差,某一个器官功能衰竭的厥阴病患者短期内死亡的概率很高,难以存活较长时间,因此厥阴病患者的现存数量极少,也许是书中描述内容极少的一个原因。现在生活条件和卫生条件有了较大提高,加上发达的现代医疗支持治疗体系,能让厥阴病患者长期存活。即使器官功能衰竭了,在医疗技术的支持下代偿器官的功能,可以维持相当长的生命,如尿毒症的肾脏透析。更有器官移植技术的不断成熟,如肝脏、肾脏、肺脏的移植,也给了这些患者带来更多新生的机会。这是如今临床上能看到相当多厥阴病患者长期生存的原因,而这在古代是不可能见到的。

六 太阴病原理

(一)太阴病定义和辨证

太阴病是人体在本能力量衰弱的基础上,受病因作用,或已生病情况下,APDFB/HPDFB 生成或转移到身体里层面部分,触发 HARI 发生排异反应,人体要把里层面的病邪排异出去,但因本能力量衰弱,排异过程处于一种僵持的、低强度的阴性状态,从而出现一系列阴性的和胃肠道相关症状,如腹泻、腹冷痛、喜按、喜温等,称为太阴病。

临证时,先收集、辨析出患者的症状属于阴性的里证,再结合阴性的脉象证据,辨证为太阴病。然后开出太阴病相应的治疗方剂。

原文:

太阴之为病,腹满而吐,食不下,自利益甚,时腹自痛。若下之,必胸下结硬。

(二)太阴病的发生

太阴病的发生有两方面基础,一是阴证的基础,身体能量代谢不足,尤其是基础代谢率低下,血液循环不足,致胃肠道温度下降,消化吸收功能下降;二是少阴病时病邪未排解彻底。人体表层面受寒,一般情况下不会直接累及胃肠道,往往是少阴病初起,HARI力量不够且未及时治疗,而后转为太阴病。

少阴病时病邪在表,HARI在衰弱状态下,一方面要保护内脏,另一方面还要向身体表层面增加供血排异病邪,当局面不能维持时,即不能代偿时,体温整体下降,腹部温度也会下降,胃肠道供血量下降;如果短期内体表微循环改善,病邪被清运走,HARI会重新分配血液到胃肠,胃肠功能不受影响;但如果持续时间过久,表层面病邪不能被清除,则HARI被迫陷入"持久战",导致胃肠道因血液循环不足而发生消化吸收功能下降,部分食物消化不彻底,无法被吸收入肠黏膜,滞留在肠腔里,使得肠腔内的食糜成为高渗透压状态,不仅阻止了胃肠黏膜对食糜中水液和电解质的吸收,反而引起胃肠组织液被动地渗透到肠腔内。肠腔内液体内容物不断增多,刺激肠道加快蠕动和排泄,表现为腹泻,"自利益甚";同时肠道出现缺血性自发性痉挛性疼痛,即"时腹自痛"。

(三)太阴病症状解析

太阴病的腹泻多呈稀水样,并含有部分未消化完全的食物,故也称"下利清谷"。这就是太阴病腹泻的原理和特点。太阴病腹泻还可称"里寒腹泻""虚寒腹泻"等,区别于另一种相反情况,胃肠道局部炎症性的、温度偏高的热性腹泻,即"协热利"或"热利"。

太阴病的腹泻,不仅食物的营养不能被消化吸收,反而让身体失去大量体液,导致能量代谢进一步低下和循环血容量的严重不足,使身体步入更加衰弱的状态,严重时未及时救治会发生现代医学的低血容量休克,危及生命。《素问·平人气象论》:"人无胃气曰逆,逆者死",还有"胃气衰败则死",就是这个道理。秋冬季,常有体弱老年人一旦受寒感冒后,很快发生腹泻来不及抢救而死亡,多是这种少阴病感冒转为太阴病腹泻的情况。

太阴病的救治不难,关键是及早诊断、及早治疗。《伤寒论》给出了方剂:"自利不渴者,属太阴,以其脏有寒故也。当温之,宜服四逆辈。"四逆辈,就是指四逆汤系列的方剂,如四逆汤、通脉四逆汤、附子汤、真武汤等。只要辨证准确,起效即迅速,常可一两剂扭转病情。

第四节　水湿痰饮原理

一　水湿痰饮的本质和症状

水湿痰饮是中医特有的概念,应看作是对医学的一种极大贡献。"道篇"湿邪阐述过,这里再结合六经病进一步进行探讨。现代医学只有水电解质紊乱、水中毒等概念,与中医水湿痰饮概念相距较远。中医水湿痰饮本质上是病邪 APDFB/HPDFB 的一种表现形式。水湿痰饮相关的症状包括水肿、胃胀、恶心、呕吐、眩晕、咳嗽、咳痰、腹泻等。

二　水湿痰饮的生成

人体主要成分是体液,存在形态包括:细胞内液、组织液、血液、淋巴液、脑脊液、腔隙间液、关节液等;体液不仅是静态的呈现,更重要的是每时每刻都在流动中。"流水不腐,户枢不蠹",人体内的水和大自然的水,运动规律是相通的。人体内水的流动一旦受阻在身体某个局部,流动的速度就会减慢甚至停止,发生区域性微循环障碍,组织细胞代谢的废物就会累积、沉积,这个区域的体液就会立即开始变"腐",即发生变质、变性,生成 APDFB。HARI 立即被激发启动,此区域就表现为炎症和水肿,这就是中医"水湿"的生成原理。中医常用话术"留饮""停饮""停痰","留"和"停"就指的这个过程。水湿最初成分是 APDFB,若继发病原微生物感染,就合并了 HPDFB。几乎所有的疾病状态下,都会发生微循环障碍和炎症,因此都会生成"水湿"病邪 APDFB,故中医有"百病湿为先""百病源于湿"的说法。中医对水湿痰饮的认识是一种"鲜活"的医学思维。

三 水湿痰饮在不同形态下的转化

如果 HARI 力量还不够,微循环不能恢复,炎症不能缓解,湿邪 APDFB 不能被清运,则会继续变性,从清稀状态不断浓缩变得黏稠,表现为"痰湿";早期或局部少量的水湿和痰湿是肉眼不可见的,后期在呼吸道中累积量大,通过本能的咳嗽反射,咳出体外,才是肉眼可见的痰。但咳出体外的痰并不等于体内的"痰",体内的"痰"在组织间是溶解于组织液的状态,并不是吐出来的痰的形态,中医是根据外痰形态,推论并命名出体内的"痰湿"。

"水湿"若在身体一个区域内累积的量很大,就能被觉察到或触诊到,可称为"水饮",如胸腔积液、腹水;若体内的痰湿仍排不出去,被 HARI 进一步浓缩形成的状态,称为"痰核";若"痰核"还排不出去,会被 HARI 包裹、隔离起来,外面有层膜,称"痰结",这种隔离可以理解为一种"体外";若直径超过 0.5 cm 时,才能被现代医学各种影像学检查肉眼"看"到,进入诊疗范围,诊断为"结节""增生物""新生物";包裹时间再久,会被 HARI 硬变、实变,称"纤维瘤"或"良性肿瘤";若发生钙化,称"钙化灶"。这就是病邪从无形的水湿状态发展转化为有形的结节状态的过程,这是一个量变过程,是 HARI 与病邪斗争的过程和结果。而发展成为恶性肿瘤是一个质变过程,其性质与水湿痰饮结节完全不同。原理参见"人体本能论"。

四 水湿痰饮与六经辨证的关系

从组织微观层面,前述六经病过程中都会合并有水湿痰饮的情况,只是轻重程度不同。水湿痰饮轻症不表现出相关症状时,不进入辨证过程。水湿痰饮在身体不同层面表现出的症状特点也不相同。例如,表层面有体表的水肿、肿痛;半表半里层面有恶心、呕吐、头晕等;里层面有肠鸣、大便黏、腹泻等。还有特殊部位的水饮如胸腔积液、腹水、脑积水等。因此辨证六经的同时必须辨清水湿痰饮的层面、特性,同时施治才能取得最佳疗效。参见"法篇·茯苓桂枝白术甘草汤方证原理"。

第五节　中医瘀血原理

一 中医瘀血的定义

中医瘀血是指因血行不畅或离经之血,积存体内或阻滞于经脉及脏腑内,称为瘀血。瘀血又称"恶血""杯血""蓄血""败血""污血"等。瘀血的本质是变性的血液,是病邪 APDFB。同样,中医瘀血的认识也是对医学的一种贡献。

二 中医瘀血的发生

现代医学病理生理学有"凝血与抗凝血平衡紊乱"概念。当人体受外伤出血后,离开血管的血液会很快凝固,这是本能的止血过程。正常情况下,血液在血管中流动不发生凝固,是因为有两个复杂系统的力量动态平衡着,一个是凝血系统,另一个是抗凝血系统。按唯物辩证法,血液凝或不凝是这两者矛盾斗争的结果,也是 HARI 与病邪斗争的一种形式。血管壁的损伤是激活凝血系统最主要的原因。所以一旦静脉丛在前述各种可能的病因作用下，血流不畅，又反复损伤，就会在受损的血管壁局部区域发生血液凝固，形成静脉血栓。

但 HARI 不允许血管内有血栓这样的 APDFB 存在，因此必须启动排异反应去溶解血栓，激活抗凝系统，如纤溶系统，缓慢溶解血栓，因此形成一个既凝血又溶血的动态过程。这不同于完全血栓栓塞导致局部组织缺血坏死的情况。这个过程会消耗大量凝血和抗凝血物质，引发血液"凝血与抗凝血平衡的紊乱"，形成恶性循环。

血栓再溶解后绝不会成为原来的正常血液，而是变成 APDFB，即中医所说"恶血"，并且"恶血"是溶解在正常血液中的。现代医学检查可以发现血中的"破碎"红细胞或相关成分，但尚未认识到瘀血这个问题。正常血液的鲜红色是因红细胞内的血红蛋白分子与氧气分子结合生成氧合血红蛋白时呈现的，"恶血"中破碎的红细胞和游离于血浆中的血红蛋白，失去了与氧结合的功能，不能呈现鲜红色，并且混合于动脉血中，这就使得动脉血颜色比正常情况下深黯很多。局部反复形成静脉血栓然后再溶解，生成的 APDFB"恶血"源源不断随动脉血液循环到达全身各处，在能观察到血循环的表浅部位呈现出暗黑、青、紫等色泽。这就是中医瘀血证的典型表现：舌面青紫斑、皮肤瘀斑、面色暗黑等。

APDFB"恶血"在流经脾脏和骨髓时，被巨噬细胞吞噬，病理性的血红蛋白被消化分解成铁、氨基酸和胆红素。铁、氨基酸会被身体再利用，而胆红素则被肝脏代谢转化为胆汁成分，排入肠道，最终排出体外。这是中医瘀血的病理生理过程。

如果生成血栓的量少，或过程缓慢，可能不出现瘀血相关症状；如果短时间内生成的血栓量多，范围大，则会产生急性静脉血栓栓塞症状，如局部肿胀、发青发紫、疼痛、出血等；如果生成的血栓量比较多，但过程又比较缓慢，或者身体溶血系统功能有下降等，则会进入慢性瘀血状态，身体会在血栓不通畅的静脉周围生成新的静脉，让血液绕行，这个现象现代医学称为"侧支循环"。但此时的静脉丛中"遗存"了血栓，并处于凝血和溶血的动态过程中，形成潜伏的瘀血状态。

三 瘀血证的精神症状

当身体受到病因作用发生疾病时,如太阳病时,身体为了排异病邪,本能力量被强力激发,心脏泵血加强,全身血液循环加速,从而打破了这种潜伏瘀血的平衡状态,这些血栓在短时间内会被快速溶解,生成的 APDFB"恶血"可能会大量一过性地进入血液循环,脾脏和肝脏一时来不及代谢清理,从而影响其他器官的功能,尤其是大脑神经系统的功能,导致产生精神症状,这就是笔者推论的中医瘀血证导致精神症状的病理生理过程。这是前述阳明病出现精神症外的另一种情况。至于 APDFB"恶血"从微观上是如何具体影响大脑的,需要进一步研究。太阳病出现瘀血证,应不是当时发生的,而是身体以前就有的、潜伏状态的。

原文:

> 太阳病不解,热结膀胱,其人如狂,血自下,下者愈。其外不解者,尚未可攻,当先解其外。外解已,但少腹急结者,乃可攻之,宜桃核承气汤。

> 太阳病六七日,表证仍在,脉微而沉,反不结胸,其人发狂者,以热在下焦,少腹当硬满。小便自利者,下血乃愈。所以然者,以太阳随经,瘀热在里故也,抵当汤主之。

"其人如狂""其人发狂"是严重的精神症状,类似于短暂性精神障碍。从原文看,瘀血的位置是小腹盆腔这个区域。从解剖学看,盆腔静脉数量多,呈丛样分布,各静脉丛间均有相互的交通支连接。这些静脉管壁薄弱,大都无静脉瓣结构,血流相对缓慢,缺少相应动脉搏动辅助回流;而盆腔组织结构疏松,也缺乏支持、支撑作用,易受腹腔压力增高等因素的影响,导致静脉回流不畅而发生瘀血。生活习惯中久坐、缺少运动都是诱因;另外长期便秘患者,因大便用力腹压高,引起静脉血管压力高,造成损伤而常发生瘀血。

笔者曾遇一老人,睡梦中会惊叫,同时四肢猛烈搏斗,每一两天发作一次。为了防受伤跌落,只能每晚睡前绑住手脚,长达数年,尝试过多种精神类药物均无效。按瘀血证予抵当汤加减方治疗 2 周痊愈。个案仅供参考。

不只是太阳病会出现瘀血证的精神症状,只要符合这个病理生理过程都会出现,阴病也会出现。同理,任何疾病的 APDFB,在某些因素作用下,包括药物,若短时间内大量进入血液循环,血液中 APDFB 的量一过性升高,超过肝脏的代谢解毒能力,都可能会影响到大脑神经系统,出现不同的神经精神症状,如头晕、头痛、头昏、兴奋或抑郁等。

四 瘀血与六经辨证的关系

前述六经病都可能会合并有瘀血的情况。因此辨证六经的同时必须辨清是否合并有瘀血,同时施治才能取得最佳疗效。

第六节 中药瞑眩反应的原理

一 什么是中药瞑眩反应

《尚书·说命篇上》:"若药不瞑眩,厥疾弗瘳。"孟子释曰:"若药之攻人,人服之不以瞑眩愦乱则其疾以不愈也。"意思是说,患者服用攻除病邪的中药方剂后,如果不发生瞑眩、昏乱症状,病是难好的。瞑眩历代解释很多,一般指眩晕、发昏、发烦等症状,多是与大脑神经相关的症状。《伤寒论》也有相关描述,如"服药已,微除,其人发烦目瞑,剧者必衄,衄乃解。"又如"三服都尽,其人如冒状,勿怪,即是术、附并走皮内,逐水气未得除,故使之耳"。"发烦目瞑""冒状"也是类似的神经症状。一般认为,服药后发生瞑眩反应通常提示辨证选方精准、用药剂量充足。

二 中药瞑眩反应的特色

笔者总结大家的医案,发现这种瞑眩反应的特点:多发生在慢性病、重病患者;发生时间常是服第一剂药后;有时症状反应较重,但无任何生命危险;发生一次后一般不再发生;反应发生后病情会迅速缓解。笔者分析,中药的瞑眩反应,是辨证选方精准地推动了 HARI 力量排异主方向,短时间内把积蓄在身体组织内大量的 APDFB 清理出来进入血液循环,引起血液内 APDFB 量一过性升高,肝脏一时间来不及解毒代谢,影响到大脑神经系统,从而出现瞑眩反应的一系列症状。

第三章 法 篇

  本篇结合现代医学相关理论知识,阐述《伤寒论》为代表的中医治法原理、六经辨证施治原则,并选取部分代表性方剂分析方证原理。

第一节　中医治法原理

原文：

> 太阳病三日，已发汗，若吐、若下、若温针，仍不解者，此为坏病，桂枝不中与之也。观其脉证，知犯何逆，随证治之。

"随证治之"可以看作是治法的总原则。中医治法，一般而言有汗、吐、下、和、温、清、补、消八法。本书仅探讨汗法、吐法、下法、和法和温法的原理。

一　汗法原理

一般而言，汗法是通过用药发汗的方法祛除表层面的病邪、解除表证的方法，亦称解表法。汗法是六经辨证、辨正邪相争在表时选用的治疗方法。参考太阳病原理，用药发汗排病邪的本质，是用药物的异物性激发推动 HARI，增加身体表层面的血液循环容量，让微循环恢复通畅，将病邪从表层面的组织中清除出来，排入微循环，最终被肝脏代谢排出体外的过程。由于需要判断用药剂量和疗效的关系，故选用是否出汗作为观察指标。

从现代医学对汗液分泌的生理研究看，出汗是一个人体的主动过程，是耗能过程，是需要充足的血液循环的。因此，能出汗就说明体表微循环充足且通畅。另外，汗液的成分很明确，99％是水，1％主要是 NaCl，还有极少量的乳酸、氯化钾、尿素等。作为成分复杂的病邪是不可能从汗液直接排出体外的。

认为病邪随出汗排出体外的观点可能与客观事实不相符合。这也是为什么《伤寒论》中对汗法的要求是微微出汗，如大汗淋漓病反而不能缓解。方剂如桂枝汤、麻黄汤、大青龙汤等。

二 吐法原理

　　一般而言，吐法是运用具有催吐作用的药物，引导病邪从口吐出的治法。吐法是六经辨证、辨正邪相争在里的层面，即胃、十二指肠、膈肌区域时选用的治疗方法。当本能力量不够，无法将病邪排解，身体欲吐吐不出时，用强烈刺激胃的催吐药激发本能力量，产生呕吐反应，顺便将区域内的病邪从组织中清除出来，排入微循环。笔者分析，呕吐胃液和胃内容物对食入胃内的有毒、有害物质可以直接排出，但本身并不能直接排出组织中的病邪。而是呕吐反应时，膈肌和腹肌的剧烈收缩、心跳的突然加速、胃蠕动的加快、唾液腺分泌的增加等，将胃、膈肌、十二指肠区域，或说中脘区组织内的病邪"挤压"入微循环，随后被肝脏代谢排出体外。目前吐法在中医里应用很少，笔者分析主要原因辨证难度大，以及患者或家人会把呕吐当成病，认为服药后呕吐是病情的加重，医生担心被误解而弃用。方剂如瓜蒂散。

三 下法原理

　　一般而言，下法是指运用泻下作用的药物，以通导大便、消除积滞、荡涤实热、攻逐水饮、积聚的治疗方法，亦称泻下、攻下、通里、通下。下法是六经辨证、辨正邪相争在里的层面时选用的治疗方法。用中药异物性刺激肠道，增加肠道血供，促进肠道蠕动和肠液分泌，顺势将病邪从肠道壁组织中清除出来，排入微循环。泻下粪便等肠内容物，本身并不能直接排出组织中的病邪。大便通畅和出汗一样，只是用来观察药物剂量和疗效关系的一个指标。肠道蠕动和肠液分泌同样是主动过程、耗能过程，需要充足的血液循环。能排出粪便说明肠道微循环充足、功能正常；粪便是食物被消化吸收后的残渣，以及大量的肠道微生物共同组成的，也包含肝脏解毒代谢后随胆汁排入肠道的废物,粪便本身应该是不包含体内的病邪的。方剂如小承气汤、大承气汤等。

四　和法原理

　　一般而言,和法是指用和解、调和或缓和等药物作用治疗疾病的方法。和法是六经辨证、辨正邪相争在半表半里的层面时选用的治疗方法。内脏的血循环与皮肤、肠道不同。例如,肝脏的血液主要来源是肝门静脉,占 3/4;其次是肝动脉,占 1/4;静脉供血的能力远低于动脉。当肝脏组织内生成病邪时,身体本能力量会通过增加心脏泵血,增加肝动脉的供血以清除病邪。由于肝动脉的口径远低于主动脉上的其他分支动脉,增加的循环血量更多向体表分布,对于肝脏整体供血而言,增加的量十分有限;另外,肝脏外层是致密的肝包膜,正邪相争引起肝脏炎性肿大会引起筋膜绷紧,导致内部压力升高,影响肝门静脉血流入,这是引起肝脏微循环障碍的重要原因。此情况下,如果用汗法,可进一步增加心脏泵血量,让肝动脉血供增加,反而会加重肝脏的充血肿胀,更影响肝门静脉的供血量;如果用下法,胃肠道蠕动的增加、肠液分泌的增加,肠内容物的排出量的增加,让胃肠道回流肝门静脉的血量减少,也影响肝脏血供。因此,肝脏组织微循环的通畅和病邪清除,不能用推动 HARI 力量向表或向里的方式来进行,这就是少阳病为何不能用汗法和下法的根本原因。

　　只有中和、平息肝脏组织内的炎症反应,可以理解为用中药降低、控制局部 HARI 反应的强度,祛除水肿,才能缓解肝脏的内部压力,同时提升胃肠道的消化吸收功能、补充能量,以增加肝脏门静脉血流量,从而通畅微循环、排解肝组织内的病邪,这就是和法的原理。

五　温法原理

　　一般而言,温法是运用温热药治疗里虚寒证的治疗方法,亦称祛寒法。温法是六经辨证、辨正邪相争在里的层面,是人体本能力量衰弱时选用的治疗方法。参考阴证原理,当人体本能力量衰弱时,可导致各器官功能、能量代谢和体温下降,四肢逆冷,身体核心区域尤其是腹部温度不能维持,胃肠道消化功能下降。此时首先需要用能激发心脏循环系统的强异物性中药才能把血液循环提升起来,让各器官供血得到改善,功能才会提升;同时再用激发胃肠功能的中药,提高消化和吸收能力,把更多能量和营养物质吸收入血液,从而提高整个身体的能量代谢水平,提高体温。提升起来的血液循环能否维持不衰退,胃肠道消化吸收功能恢复是关键。当整个身体功能状态在趋向恢复的过程中,组织内的病邪会被 HARI 排入微循环,最终经肝脏代谢排出体外。方剂如四逆汤、通脉四逆汤等。

六 六经辨证施治原则

参考胡希恕先生观点,六经辨证施治原则如下:

(1)太阳病　正邪相争在表,或说病在表,应从表解,宜用汗法,不能用吐法、下法、温法;如桂枝汤、麻黄汤等。

(2)少阳病　正邪相争在半表半里,或说病在半表半里,只能用和法,不能用汗法、吐法、下法、温法;如小柴胡汤。

(3)阳明病　正邪相争在里,或说病在里,应从里解,里实多宜用下法,里热宜用清热法,特殊情况下用吐法,不能用汗法、温法;如大承气汤、白虎汤。

(4)少阴病　正邪相争在表,应从表解,阴病宜用温法,故宜用汗法＋温法,不宜单用汗法,不能用下法、吐法;如麻黄附子细辛汤。

(5)厥阴病　正邪相争在半表半里,阴病宜用温法,故宜用和法＋温法,不能用汗法、下法、吐法;如乌梅丸。

(6)太阴病　正邪相争在里,应从里解,只宜用温法,不宜用汗法、吐法、下法;如四逆汤。

(7)太阳少阳合病　宜汗法＋和法,不能单用汗法,也不能用下法、吐法、温法;如柴胡桂枝汤。

(8)少阳阳明合病　宜下法＋和法,不能单用下法,也不能用汗法、温法;如大柴胡汤。

(9)太阳阳明合病　即表里同病,一般情况下先表后里,先用汗法再据辨证用下法;里急重时,先里后表,先用下法再据辨证用汗法;有时也有同用的机会,如桂枝加大黄汤。

（10）太阳少阳阳明合病　三阳合病,从治少阳,宜用和法,不宜单用汗法或下法;如小柴胡汤。

（11）合并水湿痰饮　根据水湿痰饮的部位和寒热性质祛水湿论治;如苓桂术甘汤、五苓散。

（12）合并瘀血　合用瘀血论治法;如桃核承气汤、抵当汤。

补充说明,表里同病的论治,一般为何要先治表后治里呢？笔者分析在疾病状态下,如果病邪在身体表和里两个层面都有,HARI 势必"两线作战",原本力量不足再分散力量更难以祛除病邪。表邪往往是最初起的病邪,并且有向半表半里和里层面转移的可能,因此从战略上,优先用汗法,先推动 HARI 力量祛除表邪为佳,然后再辨证是否需要用下法祛除里邪。如果此时先用下法,推动 HARI 力量祛除里邪,不仅会影响胃肠道的消化吸收功能,让身体血液循环更不足,而且增加表邪入里的机会;有时还会引起"气上冲"症状,此时再解表,难度加大。临证时,常出现先用汗法祛除表邪后,HARI 会自动调整方向,随后将里邪祛除,而不需要再用下法,即中医"提壶揭盖法"的原理。

第二节　六经辨证部分方证原理

 太阳病

（一）桂枝汤方证原理

原文：

➤ 太阳病,发热,汗出,恶风,脉缓者,名为中风。

➤ 太阳中风,阳浮而阴弱。阳浮者,热自发;阴弱者,汗自出。啬啬恶寒,淅淅恶风,翕翕发热,鼻鸣干呕者,桂枝汤主之。

> **桂枝汤方**
>
> 桂枝三两（去皮）　芍药三两　甘草二两（炙）　生姜三两（切）　大枣十二枚（擘）
>
> 上五味，哎咀三味，以水七升，微火煮取三升，去滓，适寒温，服一升。服已，须臾啜热稀粥一升余，以助药力。温覆令一时许，遍身漐漐，微似有汗者益佳，不可令如水淋漓，病必不除。若一服汗出病差，停后服，不必尽剂。若不汗，更服依前法。又不汗，后服小促其间，半日许，令三服尽。若病重者，一日一夜服，周时观之。服一剂尽，病证犹在者，更作服。若不汗出，乃服至二三剂。禁生冷、黏滑、肉面、五辛、酒酪、臭恶等物。
>
> ➤ 太阳病，头痛，发热，汗出，恶风，桂枝汤主之。

1. 桂枝汤方的组成

该方由桂枝、芍药、生姜、炙甘草、大枣组成。桂枝汤方是治疗太阳病中风证的方剂。

2. 桂枝汤方对血容量和能量的补充

桂枝汤方参考太阳病中风证原理，中风证的局面，一是总的循环血容量严重不足，二是胃肠道循环血容量不足，消化吸收功能下降，后勤支援不足，HARI 无法在短时间内彻底清除体表肌肉层病邪，形成僵局、困局。

因此太阳病中风证当务之急是如何能快速补充循环血容量：一是从胃肠道快速吸收能量液体补充入血循环，补血容量的绝对不足；二是加快血循环的速度，让单位时间内经过组织细胞的循环次数增加，来弥补血容量的绝对不足。现代医学还可以采用静脉输液的方法来补充血容量的不足。

下面从桂枝汤的成分和煎服法，看其对循环血容量的快速补充。

（1）甘草

【成分】　主要含有三萜皂苷类和黄酮类，三萜皂苷类主要有甘草皂苷和甘草次酸，黄酮类主要包括甘草素、甘草苷、异甘草苷、新甘草苷、异甘草素等。

【药性】　甘，平。归于补气药。

【功效】　补心脾气，祛痰止咳，缓急止痛，清热解毒，调和诸药。

【现代药理作用】　具有肾上腺皮质激素样作用，具有调节机体免疫功能、抗溃疡、解痉、保肝、镇咳、祛痰、抗炎、抗变态反应、抗病毒、抗菌、解毒、抗心律失常、降血脂、抗动脉粥样硬化、抗肿瘤等作用。

如何辩证看待中药的现代药理研究成果,首先需要考虑的是这些成果多基于动物实验和体外细胞培养,对人体仅可做部分参考;其次,甘草与其他中药一样,成分非常复杂,虽然目前研究发现有很多效用,但仍不全面,科学研究方法用于中药的结果是,越研究发现其功效越多,当把这些研究汇总在一起时,往往难以明白这味中药到底起什么作用,所以难以指导临床应用。笔者思考,如果脱离了人体本能 HARI 对药物的整体反应,脱离了六经辨证的大范畴,去单独研究某味中药的作用,而且是采用动物实验,往往会产生这种迷茫。

甘草的作用除了上述研究作用外,笔者分析,在桂枝汤方中,甘草成分可能提高中药汤液的渗透压,使之与血浆的总渗透压相接近,促进中药汤液在胃肠道的快速吸收。根据生理学,胃中等渗的液体的吸收速度比非等渗的液体要快得多。

（2）大枣（干枣）

【成分】 含糖类、脂类、蛋白质、有机酸、维生素 C、维生素 B、维生素 E、维生素 A、维生素 PP,生物碱,黄酮类物质,还有钙、铁、锰等微量元素,以及十几种氨基酸等。

【药性】 甘,温。归于补气药。

【功效】 补中益气,养血安神。

【现代药理作用】 具有抗焦虑和镇静、免疫抑制、促进消化、降胆固醇、升白细胞、保肝、抗氧化、抗衰老、抗疲劳等作用。

笔者分析干枣中总含糖量高达 $80\% \sim 85\%$,枣汤的糖分被消化道吸收进入血液循环,为身体组织细胞代谢提供能量,可以提升本能力量。也就是说中药汤液不仅能补充血液循环的容量,还能补充能量,这是大枣在桂枝汤中的关键作用。

（3）生姜

【成分】 含挥发油、姜辣素、二苯基庚烷等。

【药性】 辛,微温。归于解表药。

【功效】 发汗解表,温中止呕,温肺止咳。

【现代药理作用】 具有抗氧化、降胆固醇、抗炎、抗微生物、抗肿瘤、抗运动病、降血糖、止呕吐等作用。

笔者分析生姜在桂枝汤中的作用,最主要是刺激胃并加强其蠕动,提升胃的消化吸收功能,从而加快汤药的消化吸收,即生姜的温胃、健胃消食的作用。平时做菜常用些生姜,也是这个道理。当然每一味中药对人体的作用也是综合性的、多方面的。

至此,生姜+大枣+甘草组合成的中药汤液,不仅有容量也含有能量,而且吸收快,是一种容量+能量+速度的汤液,口服后可以最快的速度从胃肠道吸收入血液循环,生理性补充血容量的不足,提升 HARI 力量。

治疗太阳病中风证,一天内要补充多少容量的汤液呢? 桂枝汤方随后给出了服用方法和注意事项。

"以水七升,微火煮取三升",汉代一升约今 200 ml,"三升"是一剂桂枝汤的量约 600 ml,分三次服。一次"服一升",约 200 ml 药汤,服药后还要"啜热稀粥一升余",即慢慢喝热稀粥约 200 ml,加一起就是 400 ml 容量;"以助药力",热粥不仅补充容量,也补充营养和能量,提升 HARI 力量,增强对中药的反应强度;"温覆令一时许,遍身漐漐微似有汗者益佳",用被子等覆盖保暖两小时,全身微微似有出汗为最佳;"不可令如水淋漓,病必不除",不能让患者大汗淋漓,病反而不会好,这是护理的方法和注意事项,盖得太厚了,出大汗不行,要及早调整;这也证明了出汗并不是直接排解病邪,而是作为观察桂枝汤服药剂量是否到位的指征,身体恢复与否的指征。

"若一服汗出病差,停后服,不必尽剂。"如果喝一次就出汗病情缓解,剩下的药就不用服了,这是最轻的病情,补了 400 ml 容量。

"若不汗,更服依前法,又不汗,后服小促其间,半日许,令三服尽。"如果喝了一次不出汗,按前次方法再喝一次,还不出汗,第三次缩小间隔时间,半天时间喝完三次,也就是 600 ml 药汤,加 600 ml 粥。这是中度的病情,半天时间内补了 1 200 ml 容量。

"若病重者,一日一夜服,周时观之。服一剂尽,病证犹在者,更作服。若不汗出,乃服至二三剂。"如果病情重的,24 小时喝药,两小时观察一次,如果一剂(三次)喝完还不出汗,可以喝到二或三剂(6~9 次),也就是一天最多喝入的药汤量是 1 800 ml,粥 1 800 ml,共补了 3 600 ml 容量。这是病重时的最高剂量,即使不算粥量,药汤摄入量也是相当充足的。另外从治疗过程中也可以看出，当感冒发热呈现太阳病中风证时，如果按桂枝汤方的治疗方法和服用要求，大多情况是可以一天基本康复的。

中药汤液是口服补充容量，与现代医学的输液有何异同？首先比较两者补充速度，单通道静脉输液速度，成人一般是每分钟输入 60～80 滴，按 15 滴 1 ml 算，每分钟输入 4～5 ml，200 ml 液体输完需要 40～50 分钟。胃对固体食物的消化吸收是缓慢的，但对液体和糖类的吸收速度是很快的，喝入几分钟内就开始吸收。有数据表明，水在胃内吸收速度可以达到每小时 600～800 ml。中药汤液有渗透压而水没有，因此在胃的吸收速度应更快，一碗 200 ml 的中药汤液，一次性喝完，30 分钟内应可以全部吸收。因此药汤补充容量的速度不比单通道静脉输液速度慢。静脉输液还面临的一个问题是，输液速度和身体血液循环速度两者要相互匹配，如果 HARI 力量弱，输液过快会加重心肺负担，容易生成水湿痰饮病邪，而口服补液是生理性吸收，就不存在这个问题。其次比较两者能量补充，一剂 600 ml 桂枝汤中有 12 个大枣，以普通枣一个 3 g，含糖量 80％计算，约 30 g 糖，桂枝汤含糖比例为 5％，竟然与现代医学常用的 5％的葡萄糖液比例一致。

3. 桂枝汤方排异病邪原理

血循环容量和能量补足了，桂枝汤如何进一步推动 HARI 排异清除病邪呢？

（1）桂枝 桂枝汤方的主药

【成分】 主要含有挥发油（桂皮油），包括桂皮醛、桂皮酸、香豆素、鞣质、黏液质及树脂等。

【药性】 辛、甘、温。归于解表药。

【功效】 发汗解表，助阳化气。

【现代药理作用】 扩张血管，改善血液循环，促使血液流向体表，促进发汗，但单用发汗力弱，与麻黄配伍则发汗力增强；抗病原微生物；改善心血管功能，增强心脏收缩速度，提高心率；解热、镇痛；抗炎、抗过敏；有镇静、抗惊厥；利尿等作用。

桂枝成分作为一种异物，刺激推动 HARI 力量调节循环系统，增强心脏收缩速度，增加心率，加快血液循环速度，将更多血液循环容量分配到躯体表的层面，尤其是肌肉层面，以通畅肌肉组织微循环，将 APDFB 从肌肉组织中清理出来,带入血液循环,最终被解毒代谢出体外,这就是桂枝的温通经脉、助阳化气作用。同时,也是扩张血管、改善血液循环,促使血液流向体表的作用。肌肉组织微循环通畅了,肿胀就会消除,肌肉的疼痛就会缓解,这是桂枝的镇痛作用。局部炎症和水肿是病毒 HPDFB 生存的环境,微循环一通畅,不仅病毒失去了体内生存的环境,被大量的免疫细胞吞噬,连同病毒分解后的成分,也一同被带入微循环,最终被肝脏解毒代谢排出体外,这是桂枝的抗病原微生物、抗炎、抗过敏作用。体表的供血充足、血液循环加快,会促进汗液分泌,加快散热,同时病邪成分的清除让神经中枢温度调定点回归正常,体温恢复正常,这就是桂枝的解热、发汗作用。心脏泵血量的增加,腹主动脉的分支肾动脉供血也会相应增加,肾血液滤过就会增加,尿量增加,这就是桂枝的利尿作用,当然排尿量和出汗量哪个多哪个少,又受到身体本能系统的进一步动态调节和平衡。

（2）芍药

【成分】 含芍药苷、羟基芍药苷、芍药内酯苷、苯甲酰芍药苷、挥发油、牡丹酚、三萜类化合物等,有效成分是白芍总苷。

【药性】 苦、酸、甘、微寒。归于补血药。

【功效】 养血调经,柔肝止痛,平抑肝阳,敛阴止汗。

【现代药理作用】 白芍总苷具有抗炎、止痛、镇静、抗惊厥、保肝、抑制自身免疫反应、缓解平滑肌痉挛、扩张血管等作用。

芍药在桂枝汤中是个特殊的药,其作用各家观点不一,理解比较困难。从药性看,芍药和桂枝完全不是一类药,或者说是相反的一类药,古人为什么要把药性相反的中药匹配在一起呢？ 也许从中国传统思维上好理解,求得一种平衡、中庸之道;日常生活中也好理解,比如酸辣汤会比纯辣汤更受欢迎,桂枝是有些辛辣的,而芍药是有些酸的。但医学需要客观依据解释。笔者以现代医学知识探讨芍药的独特作用:在桂枝汤中芍药调节 HARI 增加内脏血循环容量,改善内脏的缺血状态以及防止桂枝推动 HARI 向体表供血过度而导致出汗过多,从而影响肌肉组织内病邪的清除。

芍药的苦味成分,作为异物会刺激胃肠道加快蠕动;芍药的酸味成分会直接刺激消化液的分泌,尤其是碱性消化液的分泌,如唾液、小肠液、胰液等;尤其是十二指肠这一段,生理状态下,对酸性胃液混合的食糜刺激作用非常敏感,肠液、胰液分泌会迅速增加。芍药成分对胃肠道的作用,势必触发中枢神经系统的调节反射,扩张胃肠道及肝、胆、脾、胰等内脏里已经处于收缩状态的血管,从而增加内脏微循环血量,这是芍药苷扩张血管作用的具体体现。胃肠道静脉血管扩张会使微循环通畅,可缓解肠壁平滑肌因淤血/缺血发生的痉挛和疼痛。肠道平滑肌与躯体骨骼肌不同,骨骼肌主要通过增加动脉供血解除疼痛,而内脏平滑肌需要疏通静脉缓解疼痛,这是芍药有止痛功效的原理。至于芍药为什么能"柔肝"? 在芍药的作用下,胃肠道静脉血管网扩张,势必容纳更多的静脉血容量,而胃肠道和脾脏的静脉血最终汇集到肝门静脉并流入肝脏。肝脏是一个以静脉血供为主的器官,因为肝门静脉血流量占了3/4,所以芍药作用最终产生的结果是进入肝脏的静脉血流量增大,即具有解毒代谢功能的血流量增大,这种情况下肝脏是否会变"柔"笔者不得而知。对身体整体而言,一方面是肝脏生成了更多有营养、有能量、更清洁的新鲜血液,补充到躯体循环;另一方面是体内病邪加快被代谢,存量不断减少,身体各处的炎症反应不断减轻,这应是芍药"养血"和"平抑肝阳"的原理。另外,芍药成分也是不可能直接补充血液成分的,而是通过促进肝脏血流量,让骨髓生成更多的新鲜血液。

再进一步,还可以根据自主神经系统对血管收缩和舒张的调控来认识桂枝和芍药两类不同性质中药的作用。组织器官内有平滑肌的血管,多数受到来自交感神经和副交感神经的双重支配,两者的作用往往是相互拮抗的。例如,心交感神经加强心脏活动,而心迷走神经(副交感神经部分)抑制心脏活动;一般说来,交感神经兴奋让人体处于消耗能量的状态,而副交感神经让人体处于储存能量的状态,也是一阳一阴的相互作用,让人体既可以主动适应各种需求活动,又能维持健康和生长。当然这两个神经系统的分布和效用又是相当复杂的,不同的器官组织两者的效用程度又不是相同的,有的受交感神经支配的作用强,有的受副交感神经支配的作用强;两者作用一致的也有,比如唾液腺的分泌,无论交感神经还是副交感神经都可以促进唾液腺的分泌,只不过前者作用时分泌的是稀薄的唾液而后者作用时分泌的是稠厚的唾液。笔者分析,桂枝这类辛温的中药,很可能更多作用于交感神经系统,而芍药这类苦寒凉的中药可能更多作用于副交感神经系统,两者既相互拮抗,又相互平衡。深入解析桂枝和芍药作用的目的,是为了便于理解《伤寒论》中其他所有类似中药的组合。

综上,桂枝汤是破解太阳病中风证僵持局面的最佳方法。生姜、大枣、甘草组合的汤液可以被胃肠道快速吸收,补充血容量和能量,桂枝推动 HARI 力量,兴奋交感神经,把充足的血液循环容量向体表分配,以清除病邪;而芍药的作用,调节 HARI 力量,兴奋迷走神经,扩张内脏血管,缓解相对缺血的内脏微循环,提高消化吸收功能,同时又能防止体表过度充血、出汗,起到平衡和制约的作用。

4. 桂枝汤服用注意事项

为什么要"禁生冷、黏滑、肉面、五辛、酒酪、臭恶等物"呢? 生冷的东西吃下去会降低胃的活力,抑制蠕动,不利于汤药的吸收;黏滑、肉面等这些食物主要是难以消化,在胃肠道中停留时间长,导致更多血液循环容量滞留在胃肠道,对本能力量调动血液循环向体表排异病邪造成牵制,也会出现消化不良的问题,影响循环血容量的补充。这个注意事项应该是针对大多数中药方剂的,是中医重视生病期间胃肠道消化吸收功能保护的体现。从整个桂枝汤服用说明看,中药汤液的服法和注意事项是严谨细致的。

【案例】 患者,女性,38 岁,受寒后发热、怕冷、怕风、头痛、微汗、流鼻涕、喉咙痛明显、肌肉酸痛;脉浮,苔薄白。无咳嗽、咳痰、气喘;无一阵冷一阵热、两胁酸胀、恶心呕吐、口苦、头晕目眩、胃胀;无口渴、大便干硬、腹泻、腹痛、口干舌燥、尿黄;无手足冷、精神倦怠。辨为太阳病中风证,用方:桂枝汤加桔梗,一剂热退,症状基本缓解,2 天愈。这里提醒需重视全面问诊,这些无的症状很重要,用以排除少阳病、阳明病、少阴病、太阴病。

(二)桂枝加桂汤方证原理

原文:

➤ 太阳病,以火熏之,不得汗,其人必躁。到经不解,必清血,名为火邪。

脉浮热甚,而反灸之,此为实,实以虚治,因火而动,必咽燥吐血。

微数之脉,慎不可灸。因火为邪,则为烦逆,追虚逐实,血散脉中,火气虽微,内攻有力,焦骨伤筋,血难复也。

脉浮，宜以汗解，用火灸之，邪无从出，因火而盛，病从腰以下，必重而痹，名火逆也。

欲自解者，必当先烦，烦乃有汗而解，何以知之？脉浮，故知汗出解。

烧针令其汗，针处被寒，核起而赤者，必发奔豚，气从少腹上冲心者，灸其核上各一壮，与桂枝加桂汤，更加桂二两也。

桂枝加桂汤方

桂枝五两（去皮）　芍药三两　生姜三两（切）　甘草二两（灸）　大枣十二枚（擘）

上五味，以水七升，煮取三升，去滓，温服一升。本云：桂枝汤，今加桂满五两。所以加桂者，以能泄奔豚气也。

桂枝加桂汤方就是在桂枝汤的基础上增加了70％桂枝的剂量。

这段是说太阳病本就用汗法，却被火疗误治后，病情加重应该怎么办。我们可以看到汉代火疗有火熏、火灸、烧针等，不是说火疗本身不对，不辨证使用会发生误治。

因患者恶寒、怕冷而用火疗，这是一种普遍的常人思维，不是辨证思维。虽然会让局部皮肤温度升高，血管扩张充血和出汗，但因没有辨明病邪的区域，没有准确推动 HARI，是难以排解病邪的。况且火疗会加速体表水分和汗液的蒸发，让身体血液循环容量不足进一步加剧。"其人必躁""咽燥吐血""微数之脉"都提示血容量已严重不足。"以火熏之，不得汗"，若火疗都不出汗，说明皮肤组织微循环血容量更严重不足，皮肤丧失了体温调节的能力，局部温度升高，引起组织细胞成分发生变性，生成火邪 APDFB。风寒致病邪未除又新增火邪，因此病情逐步加重。此时如果继续误治，"烧针令其汗，针处被寒，核起而赤者"，再用烧红的针，刺入皮肤发汗，针刺部位又因细菌感染而红肿发炎，又生成了 HPDFB；身体多处这样的血肿发炎，病情又进一步加重，身体的本能反应出现了"奔豚"症状。笔者分析这是一种快速的、剧烈的心脏搏动，连同降主动脉、腹主动脉一同的搏动，才会产生"气从少腹上冲胸咽，发作欲死"的感觉。这本质上是因为误治，体表短时间内生成累积了大量 APDFB/HPDFB，引发 HARI 力量强烈的排病邪反应，但由于血液循环容量的严重不足,心脏只能通过剧烈快速搏动向体表增加供血所出现的一种特殊症状反应。

这个危急的局面怎么化解呢?桂枝加桂汤,就这么简单。就是在桂枝汤的基础上增加桂枝的量约70%。这里很不好理解,一般说法是桂枝能降上冲逆气,《伤寒论》原文也说,能泄奔豚气,而实际上桂枝的作用确是增强心脏搏动、增加心脏循环输出量。前述在桂枝汤方证原理中,生姜、大枣、甘草组合的容量+能量+速度汤液,能被快速吸收,快速补充循环血容量。在此基础上,桂枝刺激HARI力量,兴奋交感神经,向体表增加血容量以改善微循环血量的不足,而加大桂枝的用量,效用和速度进一步增强,非常适合缓解因循环血容量严重不足而引发的心脏和主动脉剧烈搏动的本能反应。因为一旦血液循环容量相对补足,组织细胞就会通过神经和体液渠道向神经中枢发出反馈信号,中枢迅速抑制交感神经、兴奋迷走神经,让心脏搏动恢复正常,心输出量恢复正常。神经反射是电的传播,速度非常快,故此方的效用也非常快,这是"正治"。如果用药物强行抑制心脏的搏动、降低心率,虽然症状也能缓解,但病邪未能去除,长期累积在体内,这是"逆治"。

(三)小建中汤方证原理

原文:

➤ 伤寒,阳脉涩,阴脉弦,法当腹中急痛,先与小建中汤,不差者,小柴胡汤主之。

小建中汤方

桂枝三两(去皮) 甘草二两(炙) 大枣十二枚(擘) 芍药六两 生姜三两(切) 胶饴一升

上六味,以水七升,煮取三升,去滓;内饴,更上微火消解,温服一升,日三服。呕家不可用建中汤,以甜故也。

➤ 伤寒二三日,心中悸而烦者,小建中汤主之。

小建中汤方是在桂枝汤方的基础上,芍药剂量加了1倍,还加了胶饴,也就是麦芽糖。麦芽糖是二糖,进入小肠后被小肠液中的麦芽糖酶分解成葡萄糖,由小肠上皮细胞吸收入血液,一方面为肠上皮细胞和平滑肌直接提供代谢能量,另一方面补充血糖,为全身细胞提供代谢能量,综合起来也是提升HARI力量。

"伤寒",说明病邪在表,提示是有表证的,如头痛、恶寒、肌肉酸痛等;"阳脉涩,阴脉弦",脉涩说明血循环容量不足,身体本能反应是收缩血管,以维持血压,故脉弦;"腹中急痛",现代医学来看应该是胃肠道痉挛性疼痛、肠绞痛,是因胃肠道静脉淤血和缺血引发的平滑肌痉挛疼痛。前述,胃肠道微循环与体表微循环很不同,以静脉网为主,血流缓慢致淤血、缺血时平滑肌就会痉挛疼痛。这也是一种本能反应,通过痉挛收缩挤压血管,加快血流速度,通畅微循环可临时缓解缺血。

为何伤寒后,会有胃肠道缺血痉挛情况出现呢?这就是小建中汤方证的身体基础状态——虚劳。虚劳的中医病理生理基础是,长期慢性的胃肠道微循环障碍,引起消化吸收功能下降,吃得再多再好也吸收不好,身体长期缺乏营养和能量,因此呈现体质虚弱、疲乏无力。在这个基础上一旦受寒,病邪生成在体表,激发HARI调动血循环容量从内脏向体表增加,导致胃肠道微循环缺血更加严重,从而发生痉挛疼痛。这种疼痛的解决方法是扩张静脉血管,加大血流量。提醒一点,这种痉挛是由静脉淤血和缺血所致,与动脉缺血和栓塞完全不同,后者症状是突发性剧烈腹痛伴有腹胀、肠梗阻、发热,甚至休克等表现。

如何从全局化解呢?参考桂枝汤方原理,芍药能调节HARI力量,扩张胃肠道静脉血管,改善微循环淤血和缺血状态。大剂量芍药同时辅助大剂量的麦芽糖提供能量,就能快速缓解胃肠痉挛性疼痛。因此,有观点认为芍药能活血化瘀。但从全局看,胃肠道静脉血容量增加,势必影响体表血液循环容量,不利于病邪清除,因此还要用生姜、大枣、甘草快速补充血容量,还得用桂枝推动HARI力量向体表增加血液循环以排解病邪,表证也同时缓解。从而化解虚劳状态下外感伤寒的僵持局面,这就是小建中汤方的原理。建中本意是强健胃肠。

从茄科植物颠茄、曼陀罗等提取的莨菪碱类现代药物如阿托品,也能治疗胃肠痉挛疼痛和改善微循环,同时会引起口干、出汗和排尿减少、便秘等不良反应。但最关键的问题是,这类药物不能辅助HARI排异病邪,无法解决疾病最根本的问题,因此只能是一种对症治疗药物。临床观察,小建中汤缓解这种痉挛性疼痛速度是非常快的,常常一两剂愈,并且无上述不良反应。

【案例】 患者,男性,42岁,受凉后常胃痛,自述有慢性胃炎。本次劳累受凉后出现持续性胃痛2天,阵发性加重,夜不能眠。同时伴有低热、怕冷、出虚汗、颈背拘紧酸痛、纳差、精神倦怠、乏力症状;腹软,喜按、喜温;脉弦弱,苔白厚。无咳嗽、咳痰、气喘;无一阵冷一阵热、两胁酸胀、恶心呕吐、口苦、头晕目眩、胃胀;无口渴、大便干硬、腹泻、腹痛、口干舌燥、尿黄;无手足逆冷。用方:小建中汤。一剂服后自感身体变暖,胃痛逐步缓解,肌肉酸痛缓解,体力精神好转,二剂愈。

(四)桂枝加葛根汤方证原理

原文:

➢ 太阳病,项背强几几,反汗出恶风者,桂枝加葛根汤主之。

桂枝加葛根汤方

葛根四两 芍药二两 生姜三两(切) 甘草二两(炙)大枣十二枚(擘)桂枝三两(去皮)

上七味,以水一斗,先煮葛根,减二升,去上沫,内诸药,煮取三升,去滓,温服一升,覆取微似汗,不须啜粥。余如桂枝法将息及禁忌。

桂枝加葛根汤方证,是在太阳病中风证的基础上,即桂枝汤方证基础上,出现以项背僵紧、疼痛,转动不能自如为主要特征的症候群。桂枝汤方证是正邪相争在躯体肌肉层,微循环的障碍也在这层,本能力量加强循环供血排异病邪,导致头颈部过度充血,而发生头痛。在桂枝加葛根汤方证中,笔者思考,病邪在肩颈部肌肉层累积的可能性很大,因炎症致肌肉组织微循环障碍。颈项部是肌肉筋膜结构致密的部位,微循环本身也容易发生障碍,加之虽然 HARI 不断增强,但心脏泵血却仍然无法通畅微循环时,反而会进一步加重颈背部肌肉的充血和肿胀,导致出现肌肉僵紧、疼痛、不能转动自如的情况。笔者根据生理学知识推论,这很可能与肌肉组织内微静脉过度收缩有关。微静脉又被称为毛细血管后阻力血管,其管径较小,对血流产生一定阻力。太阳病时,毛细血管上游小动脉不断加强供血而下游的微静脉过度收缩,可使肌肉组织形成充血状态。破解这个僵局的最佳办法是在桂枝汤的基础上扩张微静脉,通畅微循环。

葛根

【成分】　葛根成分复杂,主要含有异黄酮类的葛根素、黄豆苷元、黄豆苷和香豆素类的 6,7 二甲基香豆素等,以及葛根苷、三萜皂苷及生物碱等成分。

【药性】　辛、甘、凉。归发散风热药。

【功效】　解肌退热,透发麻疹,生津止渴,升阳止泻。

【现代药理研究功效】　发现其作用相当广泛,包括:解热、改善心肌缺血、增强心肌收缩力、扩张外周血管、降低循环阻力、降血压、抗心律失常、扩脑血管,改善大脑、内耳、视网膜微循环、抑制血小板聚集、抗氧化、降血糖、降血脂、降低血黏度、抗癌、提高记忆力、缺血再灌注损伤保护、改善骨质疏松、类雌激素活性、解酒、抗炎、保护肾功能等。

葛根在太阳病桂枝加葛根汤方证中,主要作用应是缓解颈背肌肉僵紧、疼痛。笔者推论葛根推动 HARI,舒张肌肉组织微静脉血管平滑肌,即毛细血管后阻力血管,即扩张血管口径,降低循环阻力,通畅肌肉组织局部过度充血、水肿的微循环。在此方中,葛根的药性更接近于芍药而不是桂枝。桂枝能加强动脉的供血,但如果下游静脉(毛细血管后阻力血管)阻力大,就会发生过度充血水肿,反而加重微循环的淤堵。葛根和芍药这一类作用相反的药,能舒张这些血管,降低毛细血管下游静脉血流阻力,从而让淤堵的微循环通畅。没有桂枝不行,没有葛根也不行,两者合力才能解决太阳病颈背部肌肉僵紧的问题,微循环一通畅,肌组织局部压力下降,僵紧和疼痛自然缓解。

由于头颈部肌肉血管分布的主要是交感神经,葛根的作用是抑制交感神经过度兴奋,达到舒张血管的效用,作用的部位偏上半身;这与芍药不同,芍药作用于副交感神经的区域,偏重于下半身、内脏;这也许是葛根“升阳”作用的原理。当然,亦有研究显示葛根素能抑制肾素-血管紧张素系统而扩张血管,发挥降压作用。另外,葛根透发麻疹功效也可能是抑制交感神经,扩张皮肤表面微血管,通畅微循环,但同时也离不开桂枝兴奋交感神经,增强心脏供血的作用。止泻的功效也一样,单独用葛根不一定行,必须在组方中协同才能起作用。

笔者补充讨论的是,自主神经系统的调节指令,不一定是神经中枢自身做出"决策"发出的。现代医学有个倾向,认为高级神经中枢直接发指令对身体做调节;而笔者认为神经中枢只是个反馈调节系统,最终目的是要为身体每个细胞、每个器官服务的。中枢神经系统的"决策"指令不是自身做出的,而是根据组织细胞层面的神经末梢发出的反馈信号做出的,只不过神经中枢要汇总来自全身的大量信号做出"总决策",这个自动决策系统是千万年进化形成的。理解这一点至关重要,中药之所以能发挥效用,靠的就是通过刺激组织细胞层面,引发神经中枢的调控反应起作用的。当然不只是神经调节系统,还有其他如体液调节系统、神经内分泌调节系统、自身调节系统也是同步进行的。同时又因为人有自我意识,反过来也会对自主神经系统产生正向的或负向的作用。人体是极其复杂的系统,如何整体调节人体往往需要复杂成分的中药系统,中药成分是集团军作战,而不是单一兵种。如果每次只用一个单一成分的药物调节身体,则病情复杂的患者将面临要服很多种单药的困境。

(五)瓜蒌桂枝汤方证原理

【原文】

➤ 太阳病,其证备,身体强,几几然,脉反沉迟,此为痉,瓜蒌桂枝汤主之。

瓜蒌桂枝汤方

瓜蒌根二两　桂枝三两　芍药三两　甘草二两　生姜三两　大枣十二枚

右六味,以水九升,煮取三升,分温三服,取微汗。汗不出,食顷,啜热粥发之(《金匮要略》)。

瓜蒌桂枝汤方是在桂枝汤基础上增加瓜蒌根一味药。

瓜蒌根,又名天花粉。

【成分】　主要含天花粉蛋白、多种氨基酸、肽类、瓜蒌根多糖、淀粉等。

【药性】　甘、微苦、微寒。归于清热泻火药。

【功效】　清热泻火,生津止渴,消肿排脓。

【现代药理学研究】　多集中在天花粉蛋白质,而对淀粉、氨基酸等成分的研究极少。注射天花粉蛋白制剂有轻微毒性,有致流产和抗早孕作用;内服一般无明显毒性。

瓜蒌桂枝汤方证,有太阳病的证候,但不恶寒,患者发生身体僵紧、痉挛,这种僵紧和桂枝加葛根汤方证时的充血状态相反,是一种缺血性的痉挛,故又称为"柔痉"。柔痉是骨骼肌动脉缺血性循环障碍,这与小建中汤方证的肠道平滑肌静脉缺血痉挛也不同。瓜蒌桂枝汤方证背后的原理,笔者结合生理学,推断可能是肌肉组织的小动脉和微动脉收缩过度,影响毛细血管的血流灌注,导致肌肉组织缺血而发生痉挛。

生理学上小动脉和微动脉又被称为毛细血管前阻力血管,管径较细,其口径的变化对其供血区域的组织血流灌注量影响很大。笔者推断,在太阳病基础上,身体本能力量向体表肌肉层增加血液循环容量,但组织炎症反应存在时,肌肉组织内小动脉和微动脉收缩过度,导致局部缺血而发生痉挛;同时也导致这些阻力血管的上游血管血压过高,身体本能力量开放小动脉和小静脉之间的交通支,生理学上称为"短路血管",以缓解局部血压的升高,这时虽然体表循环血量很大,但流经肌肉组织细胞的血量却相对不足,反而缺血。短路血管的开放又会使皮肤温度升高、出汗增加,因此患者感觉不恶寒而有汗出。

天花粉的生津作用也是通过刺激身体本能力量,舒张毛细血管前阻力血管,使得微循环灌注增加,从而组织液生成增加,组织液基本对应于津液;但说天花粉的汤液成分能直接增加组织液的生成,恐怕缺乏客观依据,天花粉毕竟不是食物。

(六)桂枝去芍药汤方证原理

【原文】

➢ 太阳病,下之后,脉促胸满者,桂枝去芍药汤主之。

桂枝去芍药汤方

桂枝三两(去皮) 甘草二两(炙) 生姜三两(切) 大枣十二枚(擘)

上四味,以水七升,煮取三升,去滓,温服一升。本云:桂枝汤,今去芍药。

太阳病本应该用解表法,误治用了下法,出现了脉促、胸满的症状,"气上冲"的一种表现。"气上冲""气上逆"是中医名词,指患者感觉胸腹间有气从下向上冲逆。历代医家的解释不一。胡希恕先生认为"气上冲"是正邪交争,表邪未解时用了下法误治引发,咳喘、胸满、心下悸、脐下悸等都属于"气上冲"。

笔者根据病理生理学知识做进一步解析。太阳病时,病邪在表,HARI 和病邪的斗争在表。HARI 一方面加强心脏泵血,让躯体循环血容量增加以清除病邪,同时调集部分内脏循环血容量向躯体循环供应。但此时误用了泻下的疗法,刺激胃肠道蠕动和大量分泌,扩张胃肠道静脉血管,反而让部分躯体循环血容量进入了内脏循环,同时因腹泻又丧失一部分体液容量,导致躯体循环血容量更加不足。由于病邪还在表,当泻下药效用消退后,因躯体循环血容量比误治前更不足,从而引发 HARI 更强烈的调节反应,通过使交感神经兴奋,迷走神经抑制,促使心脏强烈搏动,向体表增加供血排异病邪。这种心脏强烈的搏动,心输出量的快速增加,就是"气上冲"感觉的来源,最严重的情况是前述"奔豚"症状。

因此"气上冲"的本质是 HARI 为排异病邪,因血容量严重不足,心脏受到神经中枢反射性调节,剧烈搏动加强泵血而引起的感觉症状。"气上冲"的治疗思路应该是充足血容量,加强供血,辅用 HARI 力量清除病邪,症状自然会缓解,这就是为什么《伤寒论》中"气上冲"多用桂枝汤为基本方的原因,这是正治;一味用降气逆的中药或减缓心脏搏动的西药,虽然也能缓解症状,但面临停药复发问题,需长期服药,因为病邪没有被彻底清除。

面对这个格局,桂枝汤方为基本方,因躯体循环血容量严重不足,而内脏循环容量相对有余,故无须用芍药来扩张内脏血管增加内脏血容量,这是桂枝去芍药汤方证的原理。可见张仲景辨证选方用药的严谨。

(七)桂枝甘草汤方证原理

【原文】

➢ 发汗过多,其人叉手自冒心,心下悸,欲得按者,桂枝甘草汤主之。

桂枝四两(去皮)　甘草二两(炙)

上二味,以水三升,煮取一升,去滓,顿服。

桂枝甘草汤方是桂枝汤去了芍药、生姜、大枣。太阳病的发汗疗法,要以微微出汗为度,不能让患者大汗淋漓,汗出多了不仅病不会好,还会出现各种各样的病情变化。发汗过多其中有一种是感觉心悸、心跳的厉害,患者要用双手交叉胸前捂住心脏部位,这是桂枝甘草汤方证的典型特征。太阳病一旦发汗过多,会损失体液,从而影响到血容量,躯体循环血容量短期内迅速下降可引发身体的本能调节,收缩内脏和胃肠道静脉容量血管,将储存于内脏的血液快速通过心脏补充到躯体。具体路径是胃肠道静脉血经过肝脏,从肝静脉输入下腔静脉。若下腔静脉的回流血流量增加,引起右心房、右心室血容量增加,从而引发心脏收缩力的增加,表现为剧烈搏动,患者会感觉到心脏跳动不安,不自觉地用手去捂心脏部位。这种因回心血量增加引起心脏收缩力增强的现象,生理学上称为"心定律"。

　　心脏加剧搏动的目的是快速将内脏调集来的静脉血输送到肺循环,氧合后再输送到体表血容量不足的区域。心脏泵血量的增加,同样会影响肺循环,肺组织的灌注增加,会引起胸闷不适症状。桂枝推动身体循环系统向体表增加血循环量的作用正好辅助心脏当下的情况,只要把"积压"在下腔静脉过多的静脉血运走,回心血量恢复正常,身体这个本能的反应平息,心脏搏动就会恢复正常,患者症状就会缓解。而不是用抑制心脏搏动的药物来强行压制心脏的搏动,因为心脏本身没有病变。顺应身体本能力量要做的事,辅助心脏加强其功能,自然会快速解决问题,因此桂枝甘草汤是"顿服",只喝一顿,这就是经方的效用的特点之一,不是"慢郎中",辨证准确往往一剂起效。注意,这里为什么不能用芍药?因芍药扩张内脏静脉血管,增加内脏血容量,让躯体循环更加不足,与身体本能力量方向相反,加重病症或消减桂枝甘草汤的效用;为什么不用生姜、大枣?胃肠吸收了更多的营养液体,增加内脏血容量,导致回心血量进一步增加,或能加重症状,同时消减桂枝甘草汤的效用。从桂枝甘草汤方,我们能看出心脏应是桂枝直接作用的器官。这里也能深刻体会出经方用药的严谨,多一味或几味药,会消减整个药方的效用,用药的种类越多,相互抵消的作用的可能性就越大。从这里也可以看到中医和现代医学可能的有机对接。

（八）桂枝加厚朴杏子汤方证原理

【原文】

➤ 喘家，作桂枝汤，加厚朴、杏子佳。

➤ 太阳病，下之微喘者，表未解故也，桂枝加厚朴杏子汤主之。

桂枝加厚朴杏子汤方

桂枝三两（去皮）　甘草二两（炙）　生姜三两（切）　芍药三两　大枣十二枚（擘）　厚朴二两（炙，去皮）　杏仁五十枚（去皮尖）

上七味，以水七升，微火煮取三升，去滓，温服一升，覆取微似汗。

桂枝加厚朴杏子汤方是桂枝汤基础上加了厚朴和杏仁两味中药。

"喘家"是指平日经常气喘、喘息的喘证患者，如果受寒后呈现太阳病中风证，需要用桂枝汤时，最好同时加用厚朴、杏仁。太阳病患者被误治用了下法，出现微喘时，也要用桂枝加厚朴杏子汤。

现代医学认为气喘或哮喘的发病机制主要是气管、支气管的炎症刺激，引起痰液分泌增多、气道平滑肌痉挛收缩致气道狭窄所致。喘证的中医病机是肺失宣降、肾失摄纳、生痰阻肺、肝气逆肺、肺肾亏虚等。

生理学研究显示肺循环特点是血压低，血流阻力小，毛细血管有效滤过压较低，容易受到血压变化和肺泡张力的影响而渗出增加，引起气喘、哮喘、咳嗽、咳痰。肺泡的特点是表面有一层液体，与空气进行氧气和二氧化碳的交换，但同时也会形成表面张力，促使肺泡向内收缩。为了克服表面张力防止肺泡塌陷，肺泡上皮分泌肺表面活性物质来降低表面张力。这一点相当关键，没有表面活性物质，肺泡表面张力大，整个肺组织会收缩、缩小，吸气的阻力增大，发生气喘。此时若有渗出会形成痰液，加重通气障碍，导致缺氧和二氧化碳潴留。这会进一步激发 HARI，加快呼吸频率，并通过咳嗽反射排出痰液，表现为气喘和咳痰症状。肺泡表面活性物质能够降低表面张力对肺毛细血管和肺组织间液的"抽吸"作用，减少组织液向肺泡内的渗出，减少痰 APDFB 的来源。肺表面活性物质主要成分是二棕榈酰卵磷脂、胆固醇等。

平时经常气喘，说明肺有宿疾，也就是肺组织中有病邪 APDFB 没有被彻底清除,HARI 力量不足。长期的正邪相争呈现为慢性炎症,慢性炎症会降低肺泡上皮分泌肺表面活性物质的能力和增加毛细血管通透性。因此,每当渗出力量增加时,毛细血管和组织液就会渗出到肺泡,形成痰液,同时因肺表面活性物质的不足,吸气阻力增加,出现呼吸不畅、气喘、咳嗽,病情表现为一次发作,如果此时继发细菌感染,则生成 HPDFB。反之,当 HARI 力量强时,病邪会被清除一部分,炎症反应减轻,肺表面活性物质分泌增加,通气功能恢复,病情就表现为平稳;就是喘家时好时坏的原因。

当外感伤寒时,HARI 向躯体循环增加供血量,增加心脏输出量时,肺循环是心脏一泵带动的四个循环系统之一,此时肺循环血量也会增加,血压有升高的趋势。若 HARI 调节失常,肺循环血压超过代偿范围,肺毛细血管有效滤过压就会增加;此时肺有宿疾,上皮细胞分泌表面活性物质的能力不足,肺泡内表面张力升高,则两者合力,渗出平衡被打破,导致血浆和组织液向肺泡内的渗出增加,加之肺吸气的阻力增大,必然阻碍通气功能;当血液中氧气浓度低、二氧化碳浓度高时,进一步激发 HARI 反应,加快呼吸频率,表现出气喘症状。当肺泡内渗出增加,同时被不断浓缩后形成的痰液进入支气管和气管时,刺激黏膜细胞,引发本能的咳嗽反应,将痰液排出体外。

那么"喘家"肺组织中长期存在的病邪是哪里来的呢? 笔者分析,有一个渠道不能不重视,就是淋巴系统。胸导管一端收集肠道淋巴管吸收来的乳糜液,另一端未经过肝脏直接汇入左锁骨下静脉,然后经上腔静脉、右心房、右心室、肺动脉进入肺组织。肠道若有宿疾,比如长期便秘患者,粪便在肠道停留时间过长,肠道黏膜通性增高,大量有害与致病物质会进入肠道黏膜内,一部分经毛细血管进入血液循环,并被肝脏解毒代谢掉;另一部分进入毛细淋巴管,则会经过静脉回流进入肺组织,成为 HPDFB。因为肺组织毛细血管网是胸导管淋巴液的第一站,大分子的有害物质最先被阻隔并"沉积"。因此,笔者认为肠道内的致病物质 HPDFB,经淋巴系统中的胸导管进入血液循环再进入肺,被肺组织毛细血管阻隔沉积,引发身体 HARI 反应,表现出慢性炎症,是慢性肺病的中医病理生理学基础,也是《黄帝内经》"腹中常鸣,气上冲胸,喘不能久立,邪在大肠"的客观基础。

另外,笔者分析胸导管的乳糜液为什么要绕过肝脏代谢,直接输送到肺,是由于乳糜液中含有用于肺上皮细胞合成肺表面活性物质的原料。因为乳糜的主要成分是各种脂类物质,如三酰甘油、胆固醇等,而肺表面活性物质的主要成分也是脂类。综合起来成为中医理论"肺与大肠相表里"的客观基础。

"喘家"受寒后呈现太阳病中风证时,为何在桂枝汤基础上加厚朴、杏仁来化解这个局面呢?

(1)苦杏仁

【成分】 含有苦杏仁苷、杏仁油等。杏仁油含量高达50%,笔者观察苦杏仁捣碎后熬煮的汤液呈乳白色,是油水混合液,和人体乳糜液非常相似。杏仁油含有油酸、亚油酸、棕榈酸、硬脂酸、亚麻酸、十四烷酸、棕榈油酸和廿碳烯酸等脂类物质。

【药性】 苦,微温。归于止咳平喘药。

【功效】 止咳平喘,润肠通便。

【现代药理学作用】 具有镇咳、平喘、祛痰、抗炎、增强免疫功能、泻下、镇痛、抗肿瘤等作用。

现代研究认为苦杏仁的镇咳平喘作用的机制是:苦杏仁苷受杏仁中的苦杏仁酶和樱叶酶等作用水解,生成野樱皮苷和扁桃腈,再分解生成苯甲醛和氢氰酸,这两种物质在体内能抑制呼吸神经中枢的咳嗽反应,起到镇咳、平喘作用。

此外,杏仁油中的脂类物质在肠道被部分吸收,通过肠淋巴管流入乳糜池,经胸导管进入血液循环,经右心进入肺组织,促进肺上皮细胞合成表面活性物质,降低肺泡表面张力,从而减少渗出、降低肺吸气阻力,应是杏仁止咳平喘作用的另一机制。苦杏仁油脂中不能被吸收部分留在肠道润滑通便,从而减少有害致病物质从肠淋巴循环进入肺组织,减少肺组织病邪的来源,这也可能是止咳平喘作用的辅助方面。同时,这也是中医理论中苦杏仁能润肺、润肠的原理。

(2)厚朴

【成分】 主要含有木脂素类、生物碱类及挥发油等成分。木脂素类主要是厚朴酚、四氢厚朴酚、异厚朴酚和厚朴酚,生物碱类主要是木兰箭毒碱。

【药性】 辛、苦、温。归于化湿药。

【功效】 燥湿消痰,下气除满。

【现代药理作用】 调整胃肠运动、促进消化液分泌,具有抗病原微生物、抗炎、镇痛、中枢抑制和肌松、保肝、防龋齿、抗肿瘤、抗溃疡、抗氧化、抗腹泻、抗血栓抗血凝、促进胃排空、降压等功效。

笔者分析厚朴本方中主要作用是推动 HARI,调节胃肠道蠕动、促进消化吸收、抑制肠道有害菌群,从而减少对来自肠道有害与致病物质的吸收,减轻肺组织 HPDFB 病邪的累积。因厚朴的药性为辛温苦,刺激胃肠蠕动同时有促进动脉供血的倾向,这一点和芍药不同,两者合用有互补性;厚朴的降压作用,可能会降低肺动脉压和肺毛细血管有效滤过压,从而减少肺泡渗出和痰液的形成。

根据肺循环和肺泡的生理特点,笔者探讨关于现代医学的输液问题。一般静脉输液进针是在手背静脉,液体经锁骨上静脉汇入上腔静脉,再经右心房、右心室进入肺循环,可以说静脉输液的第一站毛细血管网是肺组织毛细血管网。输液量若过大或速度过快,会造成肺循环的压力升高,没有肺部疾病,HARI 力量强时可以代偿;肺部疾病患者可能会引起肺毛细血管渗透压的改变,加上肺表面活性物质的不足,增加肺泡渗出率,出现相应的病症,这个问题也许应引起临床医生的关注和思考。

（九）茯苓桂枝白术甘草汤方证原理

【原文】

> 伤寒,若吐、若下后,心下逆满,气上冲胸,起则头眩,脉沉紧,发汗则动经,身为振振摇者,茯苓桂枝白术甘草汤主之。

茯苓桂枝白术甘草汤方

茯苓四两　桂枝三两（去皮）　白术　甘草各二两（炙）

上四味,以水六升,煮取三升,去滓,分温三服。

《金匮要略》:

> 心下有痰饮,胸胁支满,目眩,苓桂术甘汤主之。

> 夫短气有微饮,当从小便去之,苓桂术甘汤主之（方见上）;肾气丸亦主之。

苓桂术甘汤方是桂枝甘草汤增加茯苓、白术两味药,也有观点认为这里的白术是苍术。

伤寒,本应用汗法解表,但用吐法、下法误治后,出现从下而上的胃脘部胀满,心动悸、气上冲感,起身或活动时头晕目眩,脉沉紧;此时再用汗法,更是误治,身体出现震颤、摇摆。这段文字描述深刻揭示了先表后里的治疗原则的重要性,顺序错了都是误治。"心下逆满""起则头眩""脉沉紧""身为振振摇""胸胁支满""短气"等症状从中医角度看是水饮表现,误治造成的水饮也是病邪APDFB,其原理可以用现代医学生理学、病理生理学中神经体液调节、水电解质代谢紊乱、尿的生成调节等相关研究来解释。

成人人体的液体量约占体重的 60%,人体液体容量的调节主要通过尿的生成调节来实现,包括神经调节和体液调节。当人体被药物作用催吐和腹泻后,会丧失大量体液,包涵水分和电解质,电解质可以通俗理解为溶解在体液中的各种盐分,主要是氯化钠;体液丧失最直接的结果就是脱水,引起体液丧失以及水、电解质紊乱,生成 APDFB,触发 HARI 反应,启动神节调节、体液调节和内分泌调节,尽可能去除 APDFB,维持血循环容量和血压,恢复各器官的功能。

用药物催吐的原理,是通过刺激胃黏膜,引起自主神经系统本能反应,尤其是迷走神经兴奋,刺激大脑呕吐中枢,再通过一系列神经调节,发生呕吐动作,把刺激胃黏膜的药物排出去。一般情况下,迷走神经受刺激后可引起头晕、呕吐、头痛、直立性低血压、心率减慢、心脏收缩力减弱、血压下降等反应。直立性低血压的表现就是"起则头眩"。呕吐排解药物的同时,会造成体液大量丢失,引起体液容量不足,进而影响到血容量、血压。

催吐及腹泻可造成体液大量丧失,直接导致身体脱水。脱水发生后,如果只给患者喝水,不补充盐分,会导致体内水分过多而盐分不足发生低渗性脱水,此时患者反而不口渴;组织液渗透压低,相对细胞内液渗透压高,水分就会从组织液向细胞内转移,从而引起细胞水肿,首当其冲是胃肠道黏膜细胞水肿,引起胃肠道肿胀,这就是"心下逆满"的原因,水肿成分是 APDFB;胃肠道、膈肌等区域的水肿、压力升高,反过来也会压迫刺激迷走神经,产生相应的"起则头眩"等症状,形成恶性循环。

水分从细胞外向细胞内的转移,会使细胞外溶液量进一步减少,也就是组织液量和血容量会进一步减少,严重时也会出现直立性低血压或血压波动;此时若再用发汗的疗法,则血容量进一步下降,躯体肌肉严重供血不足,功能下降,不能保持身体平衡,出现"身为振振摇"。若情况进一步恶化,按现代医学,会出现低血容量性休克、血压下降、脑水肿、眼窝凹陷等水中毒表现,直至死亡。

水饮证为何会引起眩晕,笔者分析还有一种机制也很重要,就是当头颈部被动接受 HARI 加强供血,同时血浆渗透压又低时,会引起内耳的充血水肿,因内耳是身体的平衡感觉调节器官,当充血水肿后,也会出现突发性眩晕、视物旋转、剧烈呕吐、不敢活动、耳鸣、耳聋或眼球震等症状,现代医学称为梅尼埃综合征。

当催吐和腹泻造成血容量下降或血压下降时,触发自主神经系统的交感神经兴奋,通过增加心脏搏动的力量和频率,加快血液循环的流动速度,缩短周身循环的时间,以快速弥补血容量的不足,这是身体本能的策略;又因体表有病邪生成,本能力量还更要向体表增加血液循环,但因血容量不足,只能驱使心脏搏动加剧,因此患者会感觉心动悸,即"气上冲胸"感觉;同时肾交感神经的兴奋效用会收缩肾脏血管,减少肾血流量,从而减少尿液的生成,以维持身体的液体容量,故而出现尿少、小便不利;人体丧失体液时身体减少尿的生成,是一种本能的保护性反应,不是病邪直接造成的尿少。

再深入分析,身体容量的体液调节反应主要有两个路径:抗利尿激素和肾素-血管紧张素-醛固酮系统。抗利尿激素主要受血浆晶体渗透压升高刺激分泌,低渗性脱水时反应不大;肾素-血管紧张素-醛固酮系统主要受血容量下降、肾动脉血流量下降的刺激而启动,触发肾脏分泌肾素进入血液循环,将肝脏生成的血管紧张素原转化为血管紧张素Ⅰ,然后再转化为血管紧张素Ⅱ,刺激肾上腺皮质分泌醛固酮,促进肾小管对水、氯化钠的重吸收,并兴奋交感神经,这是血容量的内分泌调节。血容量的不足,反映在脉象上就是"沉脉";血管紧张素顾名思义是一种能强烈收缩血管的物质,尤其是血管紧张素Ⅱ能使全身小动脉平滑肌收缩,两因素相合,反映在脉象上就是沉脉加紧脉,这就是"脉沉紧"的原理;当发生低渗性脱水时,醛固酮的作用主要是促进水、氯化钠的重吸收,因此尿量减少,这是身体本能的自我保护性反应。

伤寒被误治后,身体 HARI 虽经过这样一系列的努力,但因力量不够,仍然不能排解旧的体表病邪和新的水饮病邪,形成一个复杂的僵局,苓桂术甘汤这么简单的一个方剂是如何破解僵局的呢？

（1）茯苓

【成分】 主要含有茯苓多糖（90％以上）、硬烷、茯苓素、β-茯苓聚糖等多糖类、茯苓酸等三萜类、各种脂肪酸、麦角甾醇等。

【药性】 甘、淡、平。归于利水渗湿药。

【功效】 利水渗湿，健脾，安神。

【现代药理作用】 具有利尿、增强免疫力、抗衰老、抗肿瘤、镇静、保肝、消除肝细胞水肿、预防尿路结石、抗肿瘤、抗醛固酮、利水消肿、抗病原微生物、抗炎等作用。茯苓素是茯苓利尿的主要成分，实验表明茯苓对健康动物和人不具有利尿作用，但可促进水肿患者尿液排出。茯苓素表面结构与醛固酮有相似之处，能竞争性地结合醛固酮作用的受体，从而降低醛固酮减少尿液生成的作用，这是茯苓素利尿消肿的机制。

茯苓这类药性甘淡的中药，异物性相对较弱，与身体同质性强，也是产生这种功效的基础；笔者观察苓桂术甘汤中茯苓的用药剂量比较大（约 60 g），还有一个方剂苓桂枣甘汤中茯苓剂量更大（约 120 g），而茯苓素在茯苓中的含量是比较低的，因此推测茯苓素的作用更为关键，但作用方式可能不仅限于对抗醛固酮，也有研究显示茯苓素对 Na^+-K^+-ATP 酶和细胞中总 ATP 酶有显著激活作用，能促进机体的水盐代谢，相信将来会不断有新的研究成果发现。

（2）苍术

【成分】 主要含有挥发油，成分有苍术醇、苍术酮、苍术素等。

【药性】 辛、苦、温。归于化湿药。

【功效】 燥湿健脾，祛风散寒，明目。

【现代药理作用】 具有调节胃肠道运动、抗溃疡、抗病原微生物、抗炎、利尿、保肝、降血糖、耐缺氧、中枢抑制、抗肿瘤等作用。

（3）白术

【成分】 同样含有挥发油苍术酮等。

【药性】 甘、苦、温；归于补气药。

【功效】 补气健脾，燥湿利水，固表止汗，安胎。

【现代药理作用】 具有持续利尿、促进胃肠道排空和小肠的蠕动、抗衰老等作用。白术与苍术作用相似，都可调节胃肠道功能，促进胃肠道排空和小肠蠕动,可以排解胃肠道局部炎症性的水肿。苍术、白术与茯苓的药性不同,异物性强些,很可能是作用于肾脏,抑制水和盐分的重吸收过程,促进尿液的生成。

如果说茯苓合用苍术、白术能通利小便、消肿祛湿的话,为何还要用桂枝呢? 这里有两点,一是误用吐下法,病邪仍然在表,HARI 的方向还是要去解表,需要用桂枝;二是肾脏尿液生成量依赖于肾脏的血流灌注量,灌注量多则尿量多;而肾动脉是腹主动脉的一个分支,桂枝增加心输出血量,会增加肾动脉血流量,再配合茯苓、苍术,可大大提高利尿的效果。

综上,当身体受寒,正邪相争在体表时,由于误用吐法、下法,可引起迷走神经兴奋、体液容量丢失、血压下降、心率下降、低渗性脱水、胃肠道细胞水肿等一系列反应,出现"心下逆满""起则头眩"等症状并生成新的水饮病邪APDFB;触发 HARI 的排异,通过交感神经兴奋和肾素-血管紧张素-醛固酮内分泌系统调节,使心脏搏动加强、加快血流速度、收缩血管、减少尿液的生成以维持身体血容量和血压、排解病邪,并出现"气上冲胸"症状。

苍桂术甘汤的方剂作用原理:首先,中药汤液快速补充血容量是关键,交感神经的兴奋性随之下降,相关症状开始缓解;同时用桂枝辅助 HARI 力量,加强心脏搏动、促进血液循环,排解体表病邪;桂枝联合茯苓、苍术通利小便,使过多的水分排出体外,去除新生成的水饮病邪,可使身体逐步恢复正常。

从本方证也可以看出,当身体出现"水饮痰湿"病邪情况,对应现代医学"水电解质平衡紊乱"时,会阻碍 HARI 力量排解病邪,并形成相关病症,用相应的中药辅助去除水饮病邪后,让 HARI 顺利排解病邪。也就是说,如果有水饮病邪存在时,单用发汗解表药是不行的,必须合用去水饮的药。

(十)五苓散方证原理

【原文】

➤ 太阳病,发汗后,大汗出,胃中干,烦躁不得眠,欲得饮水者,少少与饮之,令胃气和则愈。若脉浮,小便不利,微热消渴者,五苓散主之。

五苓散方

　　猪苓十八铢（去皮）　　泽泻一两六铢　　白术十八铢　　茯苓十八铢　桂枝半两（去皮）

　　上五味，捣为散，以白饮和服方寸匕，日三服。多饮暖水，汗出愈。如法将息。

➤ 发汗已，脉浮数，烦渴者，五苓散主之。

➤ 伤寒，汗出而渴者，五苓散主之。不渴者，茯苓甘草汤主之。

➤ 中风发热，六七日不解而烦，有表里证，渴欲饮水，水入则吐者，名曰水逆，五苓散主之。

➤ 病在阳，应以汗解之，反以冷水噀之，若灌之，其热被劫，不得去，弥更益烦，肉上粟起，意欲饮水，反不渴者，服文蛤汤；若不差者，与五苓散。

➤ 本以下之，故心下痞，与泻心汤。痞不解，其人渴而口燥烦，小便不利者，五苓散主之。

➤ 太阳病，寸缓关浮尺弱，其人发热汗出，复恶寒，不呕，但心下痞者，此以医下之也。

　　如其不下者，患者不恶寒而渴者，此转属阳明也。小便数者，大便必硬，不更衣十日，无所苦也。渴欲饮水，少少与之，但以法救之。渴者，宜五苓散。

➤ 霍乱，头痛发热，身疼痛，热多欲饮水者，五苓散主之，寒多不用水者，理中丸主之。

　　原文第一段描述的是太阳病用汗法治疗过度"大汗出"的情况，是桂枝汤方中"不可令如水淋漓，病必不除"的结果之一。因汗液渗透压较低，出汗过多后，身体水分丧失多于盐分丧失，此时若伴有太阳病的发热，体表水分蒸发增大，导致组织液和血浆的晶体渗透压升高，发生高渗性脱水。下丘脑渗透压感受器对晶体渗透压的变化非常敏感，只要升高1%就会兴奋，刺激神经中枢反射产生口渴感觉，即"欲得饮水"症状；同时口腔唾液、胃肠黏膜分泌液也受渗透压的升高和脱水影响分泌减少，也会产生口干、口渴、"胃中干"症状；或者由于细胞外液渗透压高，水分从细胞内向细胞外转移，导致胃肠道细胞脱水、皱缩而"胃中干";晶体渗透压升高同时刺激下丘脑释放抗利尿激素增加,通过血液循环作用于肾脏,减少水的排出,导致尿量减少,同时也抑制醛固酮的分泌,增加盐分的排出,以降低渗透压;高渗性脱水时,由于出汗减少,散热受限,体内生成的热量会累积,从而感觉心烦、烦躁,影响睡眠,即"烦躁不得眠";我们可以看出,因发汗过多出现的一系列症状,大多是 HARI 对抗治疗不当而发生的,并不是病邪直接造成的。

高渗性脱水一发生就会出现口渴,因此适当稍微喝些水,组织液和血浆晶体渗透压就会下降,本能反应就开始平息,症状会逐步缓解,故"少少与饮之,令胃气和则愈"。

如果喝了水以后还是口渴、不解渴,就是"烦渴",同时小便还是少,身有低热,说明喝的水没有被吸收入血液循环,体内还是处于高渗性脱水状态。那喝的水为何没有被吸收呢? 笔者分析,胃肠道黏膜细胞处于高渗脱水状态,由于细胞内外渗透压差过大,加之 HARI 有向内吸收水分的趋势,一次性喝水过快或量大,而不是"少少与饮之",会导致水分迅速进入胃肠黏膜细胞,引起细胞水肿,胃肠胀气,反而阻碍水吸收入血液,潴留在胃中,导致"烦渴"。这是一种典型的过犹不及。参加体育比赛的运动员剧烈运动出大汗后,不能一次性大量饮水,否则伤胃,水在胃中下不去还会引起头晕,影响比赛。

汗出过多,一方面体内高渗性脱水需要补水,而另一方面胃肠道黏膜肿胀无法吸收水分,需要先去水肿,如何化解这个局面呢?

五苓散,比苓桂术甘汤多了猪苓、泽泻,少了甘草。这里注意,是散剂而不是汤剂,就是把草药"捣碾"成粉状。为什么不用汤剂呢? 是因为胃内本来水潴留,不能再增加水了;为什么不用甘草呢? 笔者前述,甘草能促进胃中液体的快速吸收,加重黏膜水肿,当然也可能作为散剂用量太少,难以发挥作用而不用。笔者推论,五苓散药粉就可直接激发胃肠道黏膜本能力量,消除黏膜细胞水肿。

（1）泽泻

【成分】　主要有属于三萜类化合物的泽泻醇 A、泽泻醇 B、泽泻醇 C 及醋酸脂;属倍半萜化合物的泽泻醇、环氧泽泻烯;此外还有少量挥发油、生物碱、植物固醇、多种脂肪酸、钾盐、胆碱、卵磷脂等成分。

【药性】　甘、淡、寒;归于利水渗湿药。

【功效】 利水渗湿,泄热。

【现代药理作用】 具有利尿、降血脂、抗动脉粥样硬化、抑制免疫、降血压、降血糖、抗脂肪肝、抑制肾结石形成等作用。泽泻的利尿作用的机制包括:直接作用于肾小管的集合管,抑制 K^+ 的分泌,抑制 Na^+ 重吸收;增加血浆心钠肽的含量;抑制肾脏 $Na^+ - K^+ - ATP$ 酶活性,减少 Na^+ 重吸收。

(2)猪苓

【成分】 主要含有猪苓多糖类、甾体类、粗蛋白、麦角甾醇、生物素、糖类等。

【药性】 甘、淡、平。归于利水渗湿药。

【功效】 利水渗湿。

【现代药理作用】 具有利尿、抗肾结石、保护肾功能、保肝、增强免疫、抗肿瘤等作用。猪苓与茯苓都属真菌,药效机制也应类似,猪苓的利尿作用比茯苓更强。

之前讨论了桂枝合用茯苓、苍术的原理,这里再加上泽泻、猪苓两味更强的利水消肿药,使得五苓散的效用更强。只要胃肠道黏膜细胞水肿一消除,吸收水的功能就可立刻恢复,体内高渗状态就逐步缓解,本能反应力量逐步平息,症状就可逐步消除,这就是五苓散的原理。每天只服几克草药末就能解决大问题,这是中药"四两拨千斤"效用的典型代表。

(十一)麻黄汤方证原理

【原文】

➤ 太阳病,或已发热,或未发热,必恶寒,体痛,呕逆,脉阴阳俱紧者,名为伤寒。

➤ 太阳病,头痛发热,身疼腰痛,骨节疼痛,恶风无汗而喘者,麻黄汤主之。

麻黄汤方:

麻黄三两(去节)　桂枝二两(去皮)　甘草一两(炙)　杏仁七十个(去皮尖)

上四味,以水九升,先煮麻黄,减二升,去上沫;内诸药;煮取二升半,去滓,温服八合。覆取微似汗,不须啜粥。余如桂枝法将息。

> 太阳与阳明合病,喘而胸满者,不可下,宜麻黄汤。

> 太阳病,十日已去,脉浮细而嗜卧者,外已解也。设胸满胁痛者,与小柴胡汤。脉但浮者,与麻黄汤。

> 太阳病,脉浮紧,无汗,发热,身疼痛,八九日不解,表证仍在,此当发其汗。服药已微除,其人发烦,目瞑,剧者必衄,衄乃解。所以然者,阳气重故也。麻黄汤主之。

> 脉浮者,病在表,可发汗,宜麻黄汤。

> 脉浮而数者,可发汗,宜麻黄汤。

> 伤寒,脉浮紧,不发汗,因致衄者,麻黄汤主之。

> 阳明病,脉浮,无汗而喘者,发汗则愈,宜麻黄汤。

太阳病诊断明确,临证时或正在发热,或尚未发热,也就是说过段时间会发热,加上有恶寒怕冷、怕风、不出汗、头痛、身体疼痛、腰痛、关节痛、干呕、气喘、脉紧等情况,则辨证为太阳病伤寒证。解局的关键是解决皮肤、肌肉组织的微循环障碍,而微循环障碍又是中枢神经系统调节反应的结果。若中枢神经调节改变,中枢体温调定点下移,散热过程开启,皮肤血管扩张、血流量加大,微循环通畅,汗腺启动分泌,体温就会下降,病邪会从皮肤、肌肉组织中被清理出来,进入血液循环被解毒代谢,皮肤肌肉关节充血炎症水肿缓解,疼痛缓解。

麻黄

【成分】　主要含有生物碱、挥发油、黄酮和多糖等,生物碱中主要有麻黄碱、右旋伪麻黄碱、左旋去甲基麻黄碱、右旋去甲基伪麻黄碱等。

【药性】　辛、微苦、温;归于解表药。

【功效】　发汗解表,宣肺平喘,利水消肿。

【现代药理作用】　具有发汗、平喘、利尿、抗病原微生物、解热、抗炎、镇痛、镇咳、祛痰、免疫调节、神经中枢兴奋、强心、升高血压、抗疲劳、抑制肠肌收缩、降血糖、收缩鼻黏膜血管等作用;麻黄成分能透过血-脑屏障,在脑组织中大量分布,提示其作用机制与神经中枢有关。

现代研究发现,正常体温下或麻醉状态下麻黄发汗作用比较弱,而在体温升高后有促进出汗的作用;但麻黄汤组方在正常体温时就有发汗、解热作用。拆方研究表明,麻黄、桂枝有发汗作用,而杏仁、甘草无发汗作用,麻黄配伍桂枝发汗作用增强,并超过全方组,去掉甘草后发汗作用不受影响,去麻黄后,发汗作用大为减弱。机制可能与下丘脑中枢体温调定点下移,散热增强,以及激动 M 受体、β_2 受体和拮抗 α 受体有关。这个研究很关键,是麻黄发汗离不开桂枝的客观实验证据。

根据生理学研究,皮肤汗腺的分泌是一个主动的、耗能的过程,出汗的主要目的是调节体温。当汗腺分泌时,管腔内的压力高达 250 mmHg(33.25 kPa)以上,表明汗液不是通过血浆滤出的,而是汗腺细胞主动分泌的,主动分泌就必须有充足的血液循环提供能量;刚从汗腺分泌出来的汗液是等渗的,但流经汗腺管腔时,在醛固酮的作用下,汗液中的 Na^+ 和 Cl^- 被重吸收,导致最终分泌出来的汗液中水约占 99%,NaCl 等约占 1%。醛固酮是肾上腺皮质分泌的,受到肾素和血管紧张素的调节,而这两者又受血容量,尤其是肾血液量的影响。

伤寒证高热时不出汗的原因:一是体温调节中枢体温调定点在高位,即使高热,也当成"正常体温"而不启动汗腺分泌;二是说明汗腺分泌需要的能量不够,皮肤血管过度收缩,皮肤微循环血量不够,背后又是肾素-血管紧张素-醛固酮系统的增强启动,抑制、减少汗液分泌,形成恶性循环。因此,笔者分析麻黄汤作用点应该是体温调节中枢,调定点一下降,交感神经兴奋性改变,桂枝再顺势推动,体表皮肤血管从收缩转为扩张,循环血量迅速恢复,汗腺快速启动分泌汗液,体温开始下降。临床观察,伤寒证麻黄汤服用后,1～2 小时内出汗热退。皮肤肌肉组织微循环通畅,同时醛固酮分泌下降,尿量也会增加,皮肤肌肉水肿和肿胀就会消除,这就是麻黄汤祛体表"水湿"的原理,也是大青龙汤、小青龙汤祛水湿痰饮的基础原理。

杏仁在麻黄汤中起什么作用呢? 一是前述补充合成肺泡表面活性物质的原料,降低肺泡张力,缓解因整个肺组织收缩而发生的"喘";另一个同样作为油脂性物质,改善因高热无汗导致的皮肤、黏膜干燥。

伤寒证麻黄汤为什么不用生姜、大枣呢? 因为高热、无汗、身痛,说明循环血容量并未损失,与桂枝汤情况不同。因此无须用生姜、大枣从胃肠道补充容量,用了要么可能加重体表的充血使症状加重,或者一旦发汗启动,会导致出汗过多。

有没有麻黄汤加生姜、大枣的情况呢？有的，只不过就不是麻黄汤方证了。例如，大青龙汤方证，就是麻黄汤加了生姜、大枣，但还有生石膏。一方面因为体表水湿病邪累积量大，需要更强提升 HARI 力量；另一方面胃肠道区域也有病邪，有炎症，牵制了 HARI 力量向体表的"发力"，因此加生姜、大枣补充容量和能量的同时，还用了大量生石膏清解里热，平息过度的炎症反应。可以说麻黄汤方证是 HARI 力量"实力"最强的一场战斗，而大青龙汤方证是 HARI 实力次一级的战斗，因此需要"后勤"支援。

为何不用芍药呢？芍药可扩张胃肠道血管，导致循环容量逆着本能力量方向从体表向胃肠道转移。在桂枝汤方证中是牵制桂枝，防止出汗过多、敛汗；而麻黄汤方证是汗出不来，所以不能用反方向的芍药，以降低药效。

桂枝汤方证能用麻黄汤吗？不能。因为桂枝汤方证时，体表微循环通畅且皮肤有汗，再用麻黄汤，会导致发汗过多，不仅肌肉层病邪不能清除，还会引发各种各样其他问题，即"变证百出"。

现代药物如阿司匹林服后也能退热出汗，有何异同呢？阿司匹林是源于柳树皮中水杨酸的化学衍生物，成分单一，具有解热、镇痛、抗炎、抗风湿和抗血小板聚集等药理作用。阿司匹林是现代医药史上三大经典药物之一，已应用几十年，但因其不良反应近年也受到质疑。目前研究认为其作用机制是通过抑制中枢神经及身体组织的前列腺素 E 的生成，下调中枢体温调定点而发挥退热、镇痛、消炎作用，但最终的作用机制仍需要不断地研究。阿司匹林的优点是起效快、疗效确定、使用简单；缺点是服药后容易出大汗，致病情会有反复，不易缩短病程。

笔者思考阿司匹林是对症治疗的药物，虽然服用后能迅速出汗退热，但常常药效过后体温再次升高，按前述中医原理，说明体内病邪清除不彻底，或许与出汗过度有关，因此难以缩短病程。阿司匹林缺点是不良反应广泛，主要是胃肠道损伤，严重时出现胃出血、肝肾损害、过敏等；应用于儿童流感或水痘治疗时可能引起瑞氏综合征，故不适合儿童感冒。阿司匹林不良反应多的主要原因是，单一成分用药要发挥疗效，须足够大的剂量才行，而剂量大不良反应自然大，这是现代单成分化学药物几乎都有不良反应的原因。中医辨证施治最强调的是气血充足，而气血的来源是胃肠道，因此胃肠道功能是绝不允许因治疗用药而受损的。但中医的缺点也很大，就是辨证选方要准确实在太难，对医生的要求较高。中医遇到发热患者就用麻黄汤而不辨证，出错的概率极大，但见发热者就用阿司匹林退热，却符合现代医疗常规。

（十二）葛根汤方证原理

【原文】

➤ 太阳病，项背强几几，无汗恶风，葛根汤主之。

葛根汤方

葛根四两　麻黄三两（去节）　桂枝二两（去皮）　生姜三两（切）　甘草二两（炙）　芍药二两　大枣十二枚（擘）

上七味，以水一斗，先煮麻黄、葛根，减六升，去白沫；内诸药，煮取三升，去滓，温服一升。覆取微似汗。余如桂枝法将息及禁忌。

➤ 太阳与阳明合病者，必自下利。葛根汤主之。

在太阳病诊断的基础上，如果出现颈背部僵紧、僵硬，不出汗，怕风的情况，要用葛根汤；同时有太阳病和阳明病，如果出现腹泻，也要用葛根汤。

葛根汤可以看作是桂枝加葛根汤方，再加一味麻黄。在桂枝加葛根汤方证中，受寒后病邪在肩颈部肌肉层大量累积，因正邪相争引起肌肉组织微循环炎症、水肿，导致颈背部肌肉的充血和肿胀，导致出现肌肉僵紧、疼痛；在此基础上，神经中枢上调体温调定点，引起不同程度的体温升高，可能是无感低热也可能是发热，但都会导致皮肤冷感受器在常温时变成"冷刺激"，同时收缩皮肤血管以减少散热和出汗，皮肤血流量下降，温度下降，所以患者感觉怕冷、怕风。

如何解局呢？见前述麻黄和桂枝组合及桂枝加葛根汤组合。为何用生姜、大枣？总体上，葛根汤方证正邪相争的强度和范围小于麻黄汤方证，症状相对也轻，提示本能力量不足，循环容量不足，此时需要生姜、大枣补充血容量。

笔者根据数据统计，葛根汤在日常受寒感冒发热应用的机会远远高于麻黄汤，这可能是现代人的体质状态或本能力量普遍不足有关，换句话说大多数现代人的本能力量，达不到麻黄汤方证所需要的"实力"。

二 少阳病

小柴胡汤方证原理

【原文】

➢ 太阳病，十日已去，脉浮细而嗜卧者，外已解也。设胸满胁痛者，与小柴胡汤。脉但浮者，与麻黄汤。

小柴胡汤方

柴胡半斤　黄芩、人参、甘草（炙）、生姜（切）各三两　大枣十二枚（擘）　半夏半升（洗）

上七味，以水一斗二升，煮取六升，去滓，再煎取三升，温服一升，日三服。

➢ 伤寒五六日，中风，往来寒热，胸胁苦满，嘿嘿不欲饮食，心烦喜呕，或胸中烦而不呕，或渴，或腹中痛，或胁下痞硬，或心下悸、小便不利，或不渴、身有微热，或咳者，小柴胡汤主之。

➢ 血弱气尽，腠理开，邪气因入，与正气相搏，结于胁下。正邪分争，往来寒热，休作有时，嘿嘿不欲饮食，脏府相连，其痛必下，邪高痛下，故使呕也，小柴胡汤主之。服柴胡汤已，渴者属阳明，以法治之。

➢ 伤寒四五日，身热恶风，颈项强，胁下满，手足温而渴者，小柴胡汤主之。

➢ 妇人中风七八日，续得寒热，发作有时，经水适断者，此为热入血室。其血必结，故使如疟状，发作有时，小柴胡汤主之。

➢ 伤寒五六日，头汗出，微恶寒，手足冷，心下满，口不欲食，大便硬，脉细者，此为阳微结，必有表，复有里也。脉沉，亦在里也。汗出，为阳微。假令纯阴结，不得复有外证，悉入在里，此为半在里半在外也。脉虽沉细，不得为少阴病。所以然者，阴不得有汗，今头汗出，故知非少阴也。可与小柴胡汤。设不了了者，得屎而解。

> ➢ 阳明病,发潮热,大便溏,小便自可,胸胁满不去者,与小柴胡汤。
>
> ➢ 阳明病,胁下硬满,不大便而呕,舌上白胎者,可与小柴胡汤。上焦得通,津液得下,胃气因和,身濈然汗出而解。
>
> ➢ 阳明中风,脉弦浮大,而短气,腹都满,胁下及心痛,久按之气不通,鼻干,不得汗,嗜卧,一身及目悉黄,小便难,有潮热,时时哕,耳前后肿。刺之小差,外不解。病过十日,脉续浮者,与小柴胡汤。
>
> ➢ 本太阳病不解,转入少阳者,胁下硬满,干呕不能食,往来寒热。尚未吐下,脉沉紧者,与小柴胡汤。
>
> ➢ 呕而发热者,小柴胡汤主之。
>
> ➢ 伤寒瘥以后,更发热,小柴胡汤主之。脉浮者,以汗解之;脉沉实者,以下解之。

小柴胡汤方是少阳病的主方。小柴胡汤方证变化多端,非常难以判断,必须从整体上把握。"正邪分争,往来寒热,休作有时",病情节律性的反复是少阳病小柴胡汤方证的重要特征之一;既和太阳病相关,又和阳明病相关,因"半在里半在外也"是重要特征之二;"往来寒热,胸胁苦满,嘿嘿不欲饮食,心烦喜呕"症状群是重要特征之三,一直有观点认为,这是柴胡四证,具备一个,就可以用柴胡汤。

从人体生理宏观结构看,内脏系统是躯体和胃肠道之间的桥梁;从组织胚胎学胚胎发育过程看,内脏系统与胃肠道生理结构联系更加紧密;从循环系统看,内脏系统循环与躯体循环的重要交通点,一是动脉血从降主动脉分支的腹腔干动脉进入内脏,二是静脉血从肝静脉流出汇入下腔静脉,三是淋巴液从乳糜池、胸导管汇入左锁骨下静脉;从神经系统看,躯体主要通过运动和感觉神经系统与大脑小脑相联系,而内脏主要是自主神经系统与脑干、下丘脑、部分大脑皮质相联系;人体生病后的本能反应,主要是受自主神经系统调控产生的,不受意识控制。

所以,当正邪相争在内脏系统时,内脏出现炎症、水肿时,HARI排异病邪的方向可能向躯体(表)倾斜,也可能向胃肠(里)倾斜,每个人情况都不一样,所以会出现"或胸中烦而不呕,或渴,或腹中痛,或胁下痞硬,或心下悸、小便不利,或不渴、身有微热,或咳者","或"的情况就是这种倾向的反应。因此,看清这个特征性局面,用小柴胡汤推动 HARI 力量,至于 HARI 选择哪个方向排解病邪,可以不去管它,也不必拘泥于用哪味药去治"烦""渴""腹痛""心下悸""小便不利""咳"等具体症状。这一点对于现代医学思维相当难理解,但却是中医辨证施治的灵魂所在。否则患者就要服用很多味"对症"治疗的药而疗效反而可能不确定。当然其中的辨证过程也是相当不容易的,既要仔细收集分析当时全部病症,又要跳出来看大局,比用哪味药治哪个症状的思维要难很多。

前述少阳病的原理,最关键问题是病邪在肝脏的累积,正邪相争引起炎症反应,肝脏形体肿大、微循环障碍、胆汁分泌排泄障碍,出现"胸胁苦满""胁下痞硬",继发性引起胃肠道淤血、水肿等一系列问题;因此推动本能力量 HARI 疏通微循环、排解病邪是关键。肝脏供血是以静脉为主,动脉为辅,用太阳病推动心脏力量的方式不再适合,反而加重充血肿胀和脏器内压力,加重微循环障碍,因此不能用桂枝、麻黄类解表方,这就是少阳病不能用汗法的原理。如果用大黄类方剂攻下,短期内胃肠道损失体液,胃肠静脉血回流减少,肝门静脉压力下降,但也会引起内脏和胃肠道血液循环容量不足,触发身体本能力量产生一个对抗反应,增强心脏泵血,而出现"气上冲"的相关症状,再次增加肝脏动脉血供,而加重充血肿胀,对肝脏微循环改善没有帮助反而可能加重病情,这就是少阳病不能用下法的原理。那如何解开少阳病的复杂局面呢? 要用和法,即"中和"、平息肝脏内的炎症反应,消减肝组织水肿,从而缓解内部压力,疏通微循环,辅助 HARI 排解肝组织内的病邪。

(1) 柴胡

【成分】 主要含柴胡皂苷、甾醇(α-菠菜甾醇、豆甾醇)、挥发油(柴胡醇、丁香酚、γ-十二酸内酯、对-甲氧基苯三酮)和多糖等。

【药性】 辛、苦、微寒;归发散内热药。

【功效】 疏散退热,疏肝解郁,升举阳气。《神农本草经》曰:"主心腹,去胃肠结气,饮食积聚,寒热邪气,推陈致新。"

【现代药理作用】 具有解热、抗炎、抗病原微生物、抗细菌内毒素、促进免疫功能、镇静、镇痛、镇咳、抗癫痫、保肝、利胆、降血脂、抗抑郁、促时蛋白质合成、促时肝糖原合成、促进葡萄糖利用、抗肿瘤、缓解平滑肌痉挛、抑制胃酸等作用。

小柴胡汤药理作用包括抗病毒、调节免疫、抗肿瘤等。柴胡煎剂、柴胡注射液、柴胡醇浸膏、挥发油及粗皂苷等对多种实验性发热动物模型,均有明显的解热作用,可使正常动物的体温降低。柴胡的保肝机制与多个环节有关:柴胡皂苷对生物膜的直接保护作用;促使脑垂体分泌促肾上腺皮质激素,升高血浆皮质醇;降低细胞色素 P_{450} 活性,减少肝细胞坏死,促进肝细胞再生;活化巨噬细胞,促进抗体、干扰素产生;增强自然杀伤细胞和淋巴因子激活细胞活性;促进蛋白质和肝糖元的合成,降低过氧化脂质,促进肝细胞再生。

笔者分析,柴胡在少阳病中的最关键作用就是平息炎症反应,去除肝脏组织水肿,从而缓解内部压力,达到疏通肝脏微循环的目的。继而减轻上腹部、两胁肋部的胀满;同时又能促进胆汁的分泌,加快体内病邪的解毒、代谢;胆管系统也因水肿消退而通畅,胆汁顺畅排入肠道而不再逆行渗入血液循环,可缓解口苦症状;柴胡的退热作用是其次的。

为什么用生姜、大枣、甘草的组合呢?少阳病的原理就是太阳病时 HARI 力量不足,血容量不足,本应在体表清除的病邪没成功,进入肝脏,所以需要短期快速补充血容量;另外,胃肠道的淤血、水肿引起的恶心、呕吐、胃口差,需要生姜来刺激提振胃的蠕动。

不仅如此,还加用了人参。关于人参是哪种参的观点不一,一种观点认为是党参(桔梗科植物),因为汉代时没有发现东北人参(五加科植物);另一种观点是汉代有和现在东北人参同一个品种的参(五加科植物),后来采绝迹了。

(2)党参(桔梗科)

【成分】　主要含党参苷、多糖、葡萄糖、菊糖、党参碱、挥发油、黄酮类、植物甾醇等。

【药性】　甘、平。归于补气药。

【功效】　补脾益肺,养血生津。

【现代药理作用】　具有纠正病理状态下胃肠运动功能紊乱、抗胃溃疡、增强免疫功能、增强造血功能、改善血液流变性、抗应激、抗休克、降血压、镇静、催眠、抗惊厥、抗脑损伤、增强学习记忆能力、增加心肌供血、抗疲劳等作用;从研究内容看,党参的作用更多是提振胃肠道功能。

（3）人参（五加科）

【成分】 主要成分为人参皂苷（人参二醇类、人参三醇类和齐墩果酸类）和人参糖类（多糖、单糖、寡糖）。

【药性】 甘、微苦、微温。归于补气药。

【功效】 大补元气,补脾益肺,生津止渴,安神益智。

【现代药理作用】 具有强心、抗休克、扩血管、调节血压、抗心律失常、抗心肌缺血、抗血栓、增强免疫功能、增强学习记忆能力、抗脑缺血、增强肾上腺皮质功能、增强性腺功能、增强甲状腺功能、促进胰岛素释放、促进核酸和蛋白质合成、降血脂、调节血糖、增强机体造血功能、抗应激、抗衰老、保护肝肾功能、抗溃疡、抗炎等作用。人参在多方面都有双向调节作用,如对神经中枢既有兴奋又有抑制作用,既可以降低高血压,也可以使低血压回升。从研究内容看,人参的作用更多是提振心血管系统功能。

从《伤寒论》相关条文,与人参相关的证,大多与胃肠道虚弱、胀满、功能下降有关。例如:

> ➤ 太阳病,外证未除,而数下之,遂协热而利,利下不止,心下痞硬,表里不解者,桂枝人参汤主之。伤寒,本自寒下,医反复吐下之,寒格,更逆吐下,若食入口即吐,干姜黄芩黄连人参汤主之。

结合党参（桔梗科）和人参（五加科）的现代药理研究内容看,似乎小柴胡汤方中的人参更倾向于党参。推论党参在小柴胡汤方中主要作用是纠正胃肠道蠕动紊乱、提振胃肠道功能、促进汤液的消化吸收。当然将来更多研究会有新的发现。这就是在小柴胡汤方证中,对胃肠道的淤血、水肿引起的恶心、呕吐、胃口差,除了用生姜来刺激提振外,加用人参（党参）调节功能的原因。

少阳病为什么会恶心、呕吐的原理在"理篇"已述,最有可能是肝、胃的肿胀压迫刺激了穿过膈肌裂孔处的迷走神经。

（4）半夏

【成分】 主要含有 β-谷甾醇、β-谷甾醇-β-D-葡萄糖苷、左旋麻黄碱、胆碱、葫芦巴碱、毒芹碱、3,4 二羟基苯甲醛及其葡萄糖苷、胡萝卜苷、鸟嘌呤苷、葫芦岛糖醛酸苷、尿黑酸、甲硫氨酸、半夏蛋白、多糖等。

【药性】　辛、温,有毒。归温化寒痰药。

【功效】　燥湿化痰,降逆止呕,消痞散结,外用消肿止痛。

【现代药理作用】　具有中枢性镇咳、镇吐、抗胃溃疡、调节胃肠运动、抗心律失常、抗血凝、抗生育、抗早孕、调血脂、抗帕金森病、镇静、催眠等作用。多项研究内容显示,半夏成分是通过作用于神经系统,尤其是通过自主神经系统发挥作用。

笔者分析,在小柴胡汤中,半夏起的作用一方面是调动身体本能力量,清除肝脏和胃肠道的水肿,即水湿痰饮类的病邪,另一方面直接作用于自主神经系统,降低迷走神经受刺激引起的反射,从而缓解恶心、呕吐、胃口差、胃胀等一系列症状。

（5）黄芩

【成分】　主要含有黄酮类成分,已分离出 40 多种黄酮,包括黄芩苷、黄芩素、汉黄芩素、汉黄芩苷、千层纸素 A 等。

【药性】　苦、寒。归于清热燥湿药。

【功效】　清热燥湿,泻火解毒,凉血止血,安胎。

【现代药理作用】　抗病原微生物、抗毒素、抗肿瘤、解热、抗炎、抗变态反应、保肝、利胆、降血脂、降血压、抗血小板聚集等。

笔者分析,在少阳病阶段,体内的相邪相争引起的炎症反应较为广泛,涉及呼吸道、肺、肝胆、胃肠等,黄芩成分主要是抑制身体的过强的免疫反应,降低炎症强度,缓解因过度炎症反应出现的发热、口苦、咽干、咳嗽、心烦等症状。尤其是肝脏内的炎症反应,与柴胡有协同作用。当然黄芩抗微生物、促进胆汁分泌、解热作用也很重要。

小柴胡汤方证的原理,是正邪分争在内脏层面,产生较广泛的炎症反应,引起肝脏的肿大、胆汁分泌不畅,从而再影响到胃肠功能,出现一系列相关的症状。小柴胡汤方就是从这个局面,用柴胡、黄芩中和平息炎症反应,用半夏进一步消减内脏组织的水肿肿胀,使得微循环通畅,同时有用人参（党参）调节恢复胃肠道功能,生姜、大枣、甘草补充营养血容量,从而加强推动人体本能力量排解内脏层面的病邪,恢复到正常状态。

三 阳明病

（一）白虎汤方证原理

【原文】

➢ 伤寒，脉浮滑，此表有热，里有热，白虎汤主之。

白虎汤方

知母六两 石膏一斤（碎） 甘草二两（炙） 粳米六合

上四味，以水一斗，煮米熟汤成，去滓，温服一升，日三服。

➢ 三阳合病，腹满身重，难于转侧，口不仁面垢，谵语遗尿。发汗则谵语，下之则额上生汗，手足逆冷。若自汗出者，白虎汤主之。

➢ 伤寒，脉滑而厥者，里有热，白虎汤主之。

➢ 伤寒，脉浮，发热无汗，其表不解，不可与白虎汤。

➢ 渴欲饮水无表证者，白虎加人参汤主之。

➢ 服桂枝汤，大汗出后，大烦渴不解，脉洪大者，白虎加人参汤主之。

➢ 伤寒，若吐、若下后，七八日不解，热结在里，表里俱热，时时恶风，大渴，舌上干燥而烦，欲饮水数升者，白虎加人参汤主之。

➢ 伤寒，无大热，口燥渴，心烦，背微恶寒者，白虎加人参汤主之。

➢ 若渴欲饮水，口干舌燥者，白虎加人参汤主之。

白虎汤方证需结合白虎加人参汤方证一起会更加清晰。热结在里、表里俱热、出汗多、口舌干燥、脉洪大或滑是白虎汤方证最重要的特征，如果在此基础上有强烈的口渴症状，即为白虎加人参汤方证。白虎汤是阳明病"只热不实"情况下应用的方剂，而承气汤是"有热加实"应用的方剂。

从条文看，阳明病白虎汤证一种是服桂枝汤后出汗太多，或者伤寒证用了吐下法治疗不当而发生"热结在里"。再分析各种误治条文，会发现人体对同样的误治方法，本能的反应也是不一样的，也就是"变证百出"，白虎汤证只是其中的一种。由于汗液中水分占了99%，出汗过多会导致身体丢失的水分多于盐分,组织液和血浆的晶体渗透压升高,发生高渗性脱水,刺激下丘脑渗透压感受器产生口渴感觉,即"欲饮水数升";若情况持续,胃肠道黏膜细胞脱水,影响消化液的分泌,表现为"口干舌燥";参见前述阳明病的原理,未消化完全的食物大分子刺激胃肠道黏膜,引发胃肠壁广泛性的、严重的无菌性炎症而生热,即"热结在里"。白虎汤证炎症的范围应是胃和小肠区域,尚未涉及结肠;HARI通过下调体温中枢温度设定点启动身体散热过程,继续大量出汗,但因病邪无法清解而病情持续加重,出现"表里俱热"。

如何破解这个局面?最关键的是平息胃肠道的炎症反应,减少内热生成,恢复胃肠道的消化吸收功能。

(1)生石膏

【成分】 主要成分是硫酸钙的二水合物($CaSO_4 \cdot 2H_2O$),单斜晶系矿石。

【药性】 辛、甘,大寒。归于清热泻火药。

【功效】 清热泻火,除烦止渴。

【现代药理作用】 有报道生石膏对人工发热实验动物有解热作用,但对正常体温无影响;对伤寒杆菌引起的兔发热有明显解热作用;也有观点认为石膏的解热作用是石膏的杂质成分,另外生石膏有减轻口渴的作用。

笔者分析,生石膏是矿石,难溶解于水,即使长时间煎煮,汤液口尝也没什么味道,说明能溶解在汤液中的成分非常有限,故生石膏大寒的药性存疑。生石膏汤液中微量的硫酸钙被胃酸分解后,会游离出钙离子;钙离子在人体内的生理功能十分广泛,除了成骨、凝血、调节细胞功能、调节酶的活性、维持神经-肌肉兴奋性外,钙离子可降低毛细血管和细胞膜的通透性,防止渗出,抑制炎症和水肿。因此,生石膏最有可能是通过生成游离状态的钙离子直接作用于胃肠道黏膜表面,平息炎症反应而起到解热的功效。

(2)知母

【成分】 主要含有多种甾体皂苷、双苯吡酮类、木质素及多糖等成分。甾体皂苷中有知母苷;黄酮类中有芒果苷、异芒果苷;多糖有知母聚糖。

【药性】 苦、甘,寒。归于清热泻火药。

【功效】 清热泻火,滋阴润燥。

【现代药理作用】 具有解热、抗炎、抗病原微生物、抑制交感神经β受体功能、降血糖、改善学习记忆、抑制血小板聚集、降低腹腔毛细血管通透性、抗肿瘤、抗氧化等作用。研究表明,知母对人工发热的实验动物有显著退热作用,但起效慢,作用持久,生石膏退热快,但作用弱而短暂,两者合用退热效果显著。

知母在白虎汤方中的作用主要是抑制胃黏膜炎症反应,与石膏协同作用。

白虎汤中为何有粳米呢?粳米的作用一是保护胃黏膜,减轻石膏和知母对胃黏膜的刺激;二是米汤成分相比其他食物,其抗原性(异物性)是最低的,当胃肠道黏膜表面通透性增加,未消化彻底的食物大分子作为异物刺激引起弥漫性胃肠道黏膜非细菌性炎症时,喝米汤最容易消化吸收而不加重炎症反应。

以上就是白虎汤方证原理,药物成分对人体的具体作用仍需要进一步深入研究,但这并不妨碍中药方剂的临床辨证应用。

(二)大承气汤方证原理

【原文】

➢ 阳明病,脉迟,虽汗出,不恶寒者,其身必重,短气,腹满而喘;有潮热者,此外欲解,可攻里也。手足濈然汗出者,此大便已硬也,大承气汤主之。

若汗多,微发热恶寒者,外未解也,其热不潮,未可与承气汤。

若腹大满不通者,可与小承气汤微和胃气,勿令至大泄下。

大承气汤方

大黄四两(酒洗) 厚朴半斤(炙,去皮) 枳实五枚(炙) 芒硝三合

上四味,以水一斗,先煮二物,取五升,去滓;内大黄,更煮取二升,去滓。内芒硝,更上微火一两沸,分温再服。得下,余勿服。

➢ 阳明病,潮热,大便微硬者,可与大承气汤,不硬者,不可与之。

➢ 伤寒,若吐若下后,不解,不大便五六日,上至十余日,日晡所发潮热,不恶寒,独语如见鬼状。若剧者,发则不识人,循衣摸床,惕而不安,微喘直视,脉弦者生,涩者死,微者,但发热谵语者,大承气汤主之。若一服利,则止后服。

> 阳明病,谵语,有潮热,反不能食者,胃中必有燥屎五六枚也,若能食者,但硬耳,宜大承气汤下之。

> 汗出谵语者,以有燥屎在胃中,此为风也。须下者,过经乃可下之。下之若早,语言必乱,以表虚里实故也。下之愈,宜大承气汤。

> 二阳并病,太阳证罢,但发潮热,手足漐漐汗出,大便难而谵语者,下之则愈,宜大承气汤。

> 阳明病,下之,心中懊憹而烦,胃中有燥屎者,可攻。腹微满,初头硬,后必溏,不可攻之。若有燥屎者,宜大承气汤。

> 病人烦热,汗出则解,又如疟状,日晡所发热者,属阳明也。脉实者,宜下之;脉浮虚者,宜发汗。下之,与大承气汤,发汗,宜桂枝汤。

> 大下后,六七日不大便,烦不解,腹满痛者,此有燥屎也。所以然者,本有宿食故也。宜大承气汤。

> 病人小便不利,大便乍难乍易,时有微热,喘冒不能卧者,有燥屎也,宜大承气汤。

> 得病二三日,脉弱,无太阳柴胡证,烦躁,心下硬,至四五日,虽能食,以小承气汤少少与微和之,令小安,至六日,与承气汤一升。若不大便六七日,小便少者,虽不受食,但初头硬,后必溏,未定成硬,攻之必溏。须小便利,屎定硬,乃可攻之。宜大承气汤。

> 伤寒六七日,目中不了了,睛不和,无表里证,大便难,身微热者,此为实也。急下之,宜大承气汤。

> 阳明病,发热汗多者,急下之,宜大承气汤。

> 发汗不解,腹满痛者,急下之,宜大承气汤。

> 腹满不减,减不足言,当下之,宜大承气汤。

> 阳明少阳合病,必下利。其脉不负者,为顺也。负者,失也,互相克贼,名为负也。脉滑而数者,有宿食也,当下之,宜大承气汤。

> 少阴病,自利清水,色纯青,心下必痛,口干燥者,急下之,宜大承气汤。

> 少阴病,六七日,腹胀不大便者,急下之,宜大承气汤。

为何名为大承气汤呢？古汉语中"承"通"拯"，援救之意，见《列子·黄帝》："见一丈夫游之，以为有苦而欲死者也。使弟子并流而承之。""承"亦通"丞"，辅佐之意，见《左传·哀公十八年》："使帅师而行，请承。"

承气意为援救、辅助身体之气，广义之气指体液，见"道篇"所述。在本方具体指援救、辅助胃肠道的血循环、组织液、细胞内液等。大承气汤是相对小承气汤而言，是面对更严重的胃肠道微循环障碍需要的更强力的组方。

大承气汤方证的特点包括身热、怕热、多汗、烦躁、腹胀、腹痛、大便干硬、便秘、口干舌燥、气喘短气等，病情严重时出现精神异常，如自言自语、胡言乱语、不认识家人、两眼发直、不自主的"捻衣摸床"、躁动不安等。但还有一种特殊情况的腹泻也是大承气汤证，"自利清水，色纯青"，即清水样腹泻伴有腹痛、口干舌燥，是干硬粪块完全堵住结肠，只有肠液渗出的一种特殊症状，临证需注意。

胃肠道弥漫性非细菌性炎症引发身体内部温度升高，当本能力量无法平息胃肠道炎症反应时，出现"潮热""烦热""发热""微热""不恶寒"；同时本能力量为克制体温升高，通过体温调节中枢，下调温度调定点，启动散热系统，故出现"汗多""濈然汗出""漐漐汗出"；因胃肠产热持续，出汗的状态也持续，出汗过多又会导致高渗性脱水，消化道腺体分泌障碍，故出现"口干燥""大便难""燥屎"；肠内容物移动缓慢、肠内产气增加，粪便和气体排出困难，引起"腹大满""腹满""腹满痛""腹胀"；腹腔压力的升高，使膈肌上移，胸腔容量减少，呼吸变浅，出现"短气，腹满而喘""微喘""喘冒不能卧"；胃肠道内的毒性物质累积过多，或超过肝脏的解毒代谢能力，或绕过肝脏，从肠淋巴管直接进入血液循环，从而影响大脑功能，出现"独语如见鬼状""不识人""谵语"等精神症状。大承气汤方证与白虎汤的不同之处在于，涉及范围在结肠区域，当然对于具体患者而言，两者合并的情况亦不少见。

因此，大承气汤方证破局的关键在于平息胃肠黏膜炎症，通畅结肠微循环，让肠液分泌增加，通畅大便。

（1）大黄

【成分】 主要是蒽醌衍生物，主要有蒽醌苷、二蒽醌苷、番泻苷 A、大黄素、大黄酸、芦荟大黄素、大黄酚、大黄甲醚等;尚有大量鞣质。

【药性】 苦,寒。归于攻下药。

【功效】 泻下攻积,清热泻火,凉血解毒,逐瘀通经,利湿退黄。

【现代药理作用】 泻下;大黄能促进肠蠕动,抑制肠内水分吸收,促进排便,保肝利胆,促进胆汁、胰液分泌,抗肝损伤,抗胃、十二指肠溃疡,抗真菌、抗病毒,抗炎,止血,降血脂,抗肿瘤,利尿,降低血中尿素氮和肌酐,改善肾功能、祛痰、解热、保护肠黏膜作用等。大黄属于刺激性泻药,致泻作用部位在大肠,机制是刺激肠黏膜及肠壁肌层内神经丛,促进结肠蠕动,此过程有赖于结肠细菌对结合型蒽醌苷的分解;大黄含鞣质,具有收敛止泻作用,且持续时间长,与致泻后常发生继发性便秘有关。

笔者分析,大黄在大承气汤中起的作用关键在于平息肠黏膜炎症反应、促进肠道蠕动,从而通畅肠道微循环,促进消化液分泌。

(2)芒硝

【成分】 主要为含水硫酸钠($NaSO_4 \cdot 10H_2O$),尚有少量氯化钠、硫酸镁、硫酸钙等。

【药性】 咸、苦,寒。归于攻下药。

【功效】 泻下攻积,润燥软坚,清热消肿。

【现代药理作用】 泻下、抗肿瘤、抗炎、利胆。芒硝泻下的机制是口服后,硫酸钠水解产生大量硫酸根离子,不易被肠壁吸收,滞留于肠腔内,使肠内容物形成高渗状态,抑制肠腔内水分吸收,使肠内容物容积增大,扩张肠腔,机械性刺激肠壁,反射性引起肠蠕动增加而致泻。硫酸钠本身对肠黏膜也有刺激作用。芒硝的泻下速度与饮水量有关,饮水量多则泻下作用快。芒硝常与大黄相须为用,以增强泻下作用,但两者致泻机制不同。芒硝对小肠也有作用,影响小肠营养物质的吸收,此点也与大黄不同。

大承气汤方证中干结在肠道中硬质粪块的软化排出,关键靠芒硝大量增加肠道内的水分液体,扩张肠管,刺激肠蠕动的作用;另外,芒硝平息肠黏膜炎症反应、促进胆汁分泌也起到辅助作用。

(3)厚朴

【成分】 主要含有木脂素类、生物碱类及挥发油等成分。木脂素类主要是厚朴酚、四氢厚朴酚、异厚朴酚和厚朴酚,生物碱类主要是木兰箭毒碱。

【药性】　辛、苦、温。归于化湿药。

【功效】　燥湿消痰，下气除满。

【现代药理作用】　调整胃肠运动，促进消化液分泌，具有抗病原微生物、抗炎、镇痛、中枢抑制和肌松、保肝、防龋齿、抗肿瘤、抗溃疡、抗氧化、抗腹泻、抗血栓抗血凝、促进胃排空、降压等功效。

厚朴是大承气汤中唯一的温性药，用量也比较大，笔者分析厚朴除了促进肠道蠕动、促时排气、消除腹胀外，另一个重要作用是平衡、制约大黄、芒硝寒性药物对肠黏膜的刺激作用；寒药对于刺激肠道蠕动和分泌、平息炎症反应是快速而强效的，但因此也会丧失过多的肠液，如果动脉血供不够，会影响肠道微循环，造成损伤并产生新病邪，影响消化吸收功能。温药能加强动脉血供，正向提升肠道功能，增强肠道微循环的作用，因此辅助温性药制药平衡亦非常重要。

（4）枳实

【成分】　主要含挥发油、黄酮苷、生物碱等。挥发油的主要成分是柠檬烯；黄酮苷的主要成分是橙皮苷等。

【药性】　辛、苦、酸，微寒。归于行气药。

【功效】　破气消积，化痰除结。

【现代药理作用】　具有调节胃肠平滑肌、兴奋子宫平滑肌、抗溃疡、抗幽门螺杆菌、升血压、强心、抗休克、扩张冠状动脉、抗氧化、利胆、抗炎等作用。枳实对胃肠道平滑肌呈双向调节作用。

笔者分析枳实在大承气汤方中主要是促进肠道蠕动、促进排气，消除腹胀；另外双向调节胃肠道功能，也能纠正大黄、芒硝的过度刺激。

大承气汤中为何不用甘草呢？中医理论一般认为，甘草甘缓的作用，不利于大黄、芒硝攻下力量的发挥。笔者前述，甘草有促进中药汤液快速吸收的作用，这与方中芒硝的作用相反，不是要促进胃肠黏膜对药液的吸收，而是促进消化液的加快分泌和阻止胃肠内的液体被重吸收，在肠腔内形成大量高渗溶液以疏通肠道，因此不能用甘草。

大承气汤，救援的是胃肠道微循环的组织液和细胞内液，这应是承气的本意。承气汤绝不仅仅是一个"通大便"的方剂，否则无法深刻理解其真正的原理。

四 少阴病

麻黄附子甘草汤方证原理

【原文】
> 少阴病,得之二三日,麻黄附子甘草汤微发汗。以二三日无证,故微发汗也。

麻黄附子甘草汤方

麻黄二两(去节)　甘草二两(炙)　附子一枚(炮,去皮,破八片)

上三味,以水七升,先煮麻黄一两沸,去上沫;内诸药,煮取三升,去滓,温服一升,日三服。

少阴病是身体本能力量衰弱状态下对身体表层面的病邪发生排异过程的显现。一般而言,少阴病罕有发热,也罕有出汗,这些生理活动都是主动的耗能过程,身体本能力量不够时启动不了。因此,少阴病症状少,没有太阳病那些复杂多样的症状表现,这是正邪相争强度过低的原因。受寒后,身体本能力量进一步衰弱,体表微循环障碍,病邪无法排解是少阴病的关键所在,因此解决方法也变得简单,只要能整体性提高 HARI 力量上一个台阶即可,这是所有阴病治法的关键。

同样是"正邪相争"在表,用太阳病里的麻黄汤、桂枝汤行吗? 不行。这些方剂仅在本能力量相对强的基础上发挥作用,对于少阴病不仅无效,有时可能会加重病情。例如,会让血液循环更集中于头胸部而四肢循环量更加少,加重手足逆冷、全身怕冷;若发了汗,则体液进一步丧失,循环血容量更加不足,本能力量进一步衰弱。

麻黄附子甘草汤方,只有麻黄、附子、甘草三味药。麻黄作用的原理已在太阳病阐述,实验研究证实麻黄单用是不能发汗的,它是通过提高中枢神经系统的兴奋性来调节皮肤血管扩张,改善微循环。少阴病一般不能发汗,但在少阴病最初起"以二三日无证",还没有阴证的表现时可以"微发汗"。本质是用于改善体表微循环。麻黄要与桂枝合用才能发汗,而方中没用桂枝。在少阴病,不仅循环血容量不足,且循环的动力也不足,又不能用桂枝,这就需要另一个关键的药——附子。

【成分】 主要含多种生物碱、附子多糖等,生物碱包括乌头碱、新乌头碱、次乌头碱、去甲乌药碱等;此外还含有消旋去甲乌药碱、氯化甲基多巴胺、去甲猪毛菜碱、尿嘧啶等。

【药性】 辛、甘,大热。有毒。归于温里药。

【功效】 回阳救逆,补火助阳,散寒止痛。

【现代药理作用】 有强心,增强心肌收缩力,加快心率,增加心输量,增加心肌耗氧量;扩张血管,增加血流,改善血液循环作用;对血压双向调节作用;抗休克;抗心律失常,抗心肌缺血,耐缺氧,耐寒,调节胃肠道,抗炎,镇痛;增强免疫力,镇静,局部麻醉等。

笔者分析当身体本能力量处于衰弱状态时,附子的强心作用是最主要的,是提振本能力量的关键。附子和桂枝强心的不同之处在于,附子增强心脏的收缩力,而桂枝更多是增加心脏的搏动频率。附子提升了循环系统的功能,身体其他系统的功能随充足的血循环而提升,这是附子作用的最基本原理。或者说因为附子的毒性,在适合剂量范围内,对身体刺激作用更强,更能激发身体原始的本能力量。当然剂量过大会导致中毒,应用时需谨慎。附子提升本能力量后,麻黄兴奋神经中枢,可以更有利于对全身各系统的调节作用。可以说,附子提升了身体"硬件系统"功能,麻黄提升了"软件系统"效率,两者相配合,让本能力量达到更高效率的提升,疏通全身微循环,并将病邪从体表组织中排解出去。

《伤寒论》中用到附子的约有33个方证,接近1/3,阴病几乎都要用到附子,可知附子应用范围之广以及其重要性。附子可以说是以神农为代表的华夏先祖在成千上万种草药中找到的一种非常神奇的药,也是大自然给予人类的馈赠。当然附子的应用需要严格遵循六经辨证和相关炮制、用药剂量要求。

五 厥阴病

乌梅丸方证原理

【原文】

➤ 伤寒,脉微而厥,至七八日肤冷,其人躁无暂安时者,此为脏厥,非蛔厥也。

蛔厥者,其人当吐蛔。今病者静,而复时烦者,此为脏寒。蛔上入其膈,故烦,须臾复止,得食而呕又烦者,蛔闻食臭出。其人常自吐蛔。蛔厥者,乌梅丸主之。又主久利。

乌梅丸方

乌梅三百枚　细辛六两　干姜十两　黄连十六两　附子六两(炮,去皮)

当归四两　蜀椒四两(出汗)　桂枝六两(去皮)　人参六两　黄柏六两

上十味,异捣筛,合治之,以苦酒渍乌梅一宿,去核,蒸之五斗米下,饭熟捣成泥,和药令相得;内臼中,与蜜杵二千下,丸如梧桐子大。先食饮服十丸,日三服,稍加至二十丸。禁生冷、滑物、臭食等。

人体在本能力量衰弱状态下受寒,病邪累积在半表半里层面,也就是内脏层面,"正邪相争"引发内脏的炎症和微循环障碍,导致脏器功能下降或衰竭,出现一系列相关症状。蛔厥就是厥阴病的一种证型,本质上和蛔虫病无直接关系。当人体本能力量不足,产热不足,难以维持体温时,先是手足温度下降,继而四肢、胃肠道和内脏。舍外保内,保内不成,舍其他内脏保心、肺、大脑。同时 HARI 力量不放弃,坚持以最大的努力排异病邪。

当肠道温度下降到蛔虫都受不了时,蛔虫本能地顺着肠道向上、向暖和的地方蠕动、移动,通过十二指肠、幽门进入胃中。胃的感觉神经相对敏感,蛔虫不活动时人没有不适,就安静,时不时地活动时人就难受、发烦,即"今病者静,而复时烦者"。当进食后,蛔虫受到食物气味的刺激而向食物方向蠕动加快,人烦躁加重,刺激迷走神经,引发人体本能的呕吐反应,将蛔虫吐出,即"得食而呕又烦者,蛔闻食臭出""其人当吐蛔"。

　　厥阴病的蛔厥证型用乌梅丸治,而不是用乌梅丸来治疗蛔虫病。1800 年前,蛔虫病发病率是很高的,可以说相当普遍,为什么《伤寒论》不号召都吃乌梅丸呢? 正是因为蛔虫病的普遍,才会有吐蛔虫这个现象,以此作为厥阴病辨证的一个参考。目前,蛔虫病已基本绝迹,但厥阴病依然会有,辨证参考的症状也发生了改变。这也再次说明,中医不是根据具体的病原体诊断治疗疾病的,而是根据人体对病邪的本能反应来辨证论治的。

　　乌梅丸中,一部分是辛温药:附子、干姜、细辛、蜀椒,提振 HARI,缓解"下寒";一部分是苦寒药:黄连、黄柏,缓解"上热",还有桂枝,缓解"气上冲",人参调节胃肠功能,此外还有活血的当归以及酸味的乌梅。

　　(1) 干姜

　　【成分】　主要含有挥发油和姜辣素;挥发油主要成分为姜烯、姜醇、姜烯酮等;姜辣素主要为姜酚、姜酮等。

　　【药性】　辛,热。归温里药。

　　【功效】　温中散寒,回阳通脉,温肺化饮。

　　【现代药理作用】　具有调节胃肠道平滑肌运动、抗胃溃疡、止吐、抗炎、镇痛、强心、扩张血管、抗应激、抗氧化、镇静、抗血栓、抗病原微生物、解热、利胆、保肝、抗过敏、镇咳和促进免疫功能等作用。

　　干姜在乌梅丸中的作用是协同附子强心、扩张血管,疏通微循环,尤其是肠道微循环,同时调节胃肠道蠕动,增强消化吸收功能。

　　(2) 细辛

　　【成分】　主要含挥发油,包括甲基丁香酚、黄樟醚、细辛醚、榄香素等。

　　【药性】　辛,温。有毒。归于发散风寒药。

　　【功效】　解表散寒,通窍止痛,温肺化饮。

　　【现代药理学作用】　具有提高代谢功能、强心、扩血管、松弛平滑肌、解热、镇静、静痛、抗炎、抗变态反应、平喘、祛痰、抗病原微生物等作用。

　　细辛在乌梅丸中的作用主要是提高代谢、强心、扩血管、抗炎、解热,改善内脏微循环,综合提升身体本能力量。

　　(3) 蜀椒

　　【成分】　含挥发油和生物碱,挥发油的主要成分为柠檬、1,8 -桉叶素、月桂烯、α-蒎烯和β-蒎烯等。

【**药性**】 辛,温。归于温里药。

【**功效**】 温中止痛,杀虫止痒。

【**现代药理作用**】 具有抗溃疡、调节胃肠道平滑肌、抗腹泻、保肝、抗炎、镇痛、抗氧化、抗肿瘤、抑菌等作用。

蜀椒在乌梅丸中的作用主要是调节胃肠道功能、增强消化吸收和减缓腹泻。

（4）当归

【**成分**】 含挥发油和水溶性成分,包括藁本内酯、正丁烯内酯、当归酮、阿魏酸、琥珀酸、当归多糖等。

【**药性**】 甘、辛,温。归于补血药。

【**功效**】 补血调经,活血止痛,润肠通便。

【**现代药理作用**】 具有促进骨髓造血、抑制血小板聚集、抗血栓、降低血黏度、降血脂、抗心肌缺血、抗心律失常、扩张血管、增强免疫功能、保肝、抗损伤、抗辐射等作用。

当归在乌梅丸中的作用主要是改善血液流变性以及抗血栓作用,在人体本能力量长期衰弱状态下,血液流动缓慢、血黏度高易于发生凝集和血栓,仅靠心脏提供动能还不够,配合改善血液流变性、加快循环的速度的活血化瘀药才更为完善。

（5）黄连

【**成分**】 含多种生物碱,以小檗碱含量最高,还有黄连碱、药根碱、甲基黄连碱等。

【**药性**】 苦,寒。归于清热燥湿药。

【**功效**】 清热燥湿,泻火解毒。

【**现代药理作用**】 具有广谱抗病原微生物、抗毒素、抗炎、解热、降血糖、止泻、抗溃疡、调节胃肠运动、抗肿瘤、增强心肌收缩力、抗心律失常、降血压、抗血小板聚集、抗心肌缺血等作用。

在乌梅丸中,黄连的用量非常大,主要作用是平息内脏的炎症反应,疏通微循环,同时解热、调节胃肠运动、增强心肌收缩力,缓解厥阴病“上热”。

（6）黄柏

【成分】　含多种生物碱,包括小檗碱、掌叶防己碱、黄柏碱、药根碱、黄柏酮等,以及内酯、甾醇、黏液质、黄酮类、挥发油、固醇、糖类等化学成分。

【药性】　苦,寒。归于清热燥湿药。

【功效】　清热燥湿,泻火解毒,退热除蒸。

【现代药理作用】　具有抗病原微生物、镇咳、降压、抗肝炎、抗溃疡、解热、降血糖等作用。

黄柏在乌梅丸中的作用与黄连相似,可以认为是对黄连的辅助和补充。

（7）桂枝

在乌梅丸方中的作用,依然是针对"气上冲",原理见桂枝汤方证。

（8）人参（党参）

在乌梅丸方中的作用是调节、提振胃肠道功能,原理见小柴胡汤方证。

（9）乌梅

【成分】　含有机酸、黄酮、挥发性成分、糖、氨基酸等。有机酸含量非常丰富,可达到 40%,乌梅水煎剂的 pH 值仅为 1.7,接近胃液的 pH 值（0.9～1.5）。

【药性】　酸、涩,平。归于敛肺涩肠药。

【功效】　敛肺止咳,涩肠止泻,生津止渴,安蛔止痛,收敛止血。

【现代药理作用】　具有抗菌、保肝、镇咳、抗过敏、抗肿瘤、抗氧化、抗生育作用。

乌梅在乌梅丸中用量很大,是主药。第一个最直接作用是降低胃液 pH 值,促进食物消化。人体在本能力量和内脏功能衰弱时,消化系统也处于衰弱状态,加上腹腔内温度低,肠蠕动和消化液的分泌处于低水平,影响营养物质消化吸收,从而使本能力量不足,这是一个恶性循环。乌梅中有大量丰富有机酸,应能直接调整胃液的 pH 值,使之趋近正常。第二个作用是刺激消化腺分泌,乌梅不仅使唾液腺大量分泌唾液,更在十二指肠段刺激胆汁、胰液和小肠液的分泌,从而提高消化吸收功能,这个作用是关键的。对于肝脏而言,一是通过附子、桂枝的强心作用,增加肝动脉血循环量;二是通过干姜、人参、蜀椒、当归促进胃肠蠕动,加快胃肠微循环,增加肝门静脉血流量;三是通过乌梅的有机酸成分刺激胆汁的分泌,使得肝脏的代谢解毒排泄渠道疏通和增强,为

HARI 力量的提升及持久性维持提供了坚实的基础。

综上,乌梅丸方是针对厥阴病蛔厥证的主方,不是治疗蛔虫病的方剂,也不是所有厥阴病都用乌梅丸。厥阴病是因身体某个脏器功能衰弱,HARI 在脏器功能不全的情况下,为清除脏器的病邪做出的最大努力,从而形成一个非常复杂且难以理解的正邪相争的局面;为破解这个局面,乌梅丸以多种辛温热药组合,提升心脏功能及整个循环系统功能,通畅全身微循环,改善组织细胞长期以来的低血循环状态;同时以苦寒药组合平息正邪相争的炎症反应、消除内脏组织内炎性水肿、通畅微循环;以甘、酸药组合调节提升胃肠消化吸收功能,为身体代谢提供更多营养和能量物质;以酸味药促进胆汁分泌提升肝脏代谢解毒功能等。这个最复杂组合的中药方剂,最终目的都是为了提升 HARI 力量,排异清除病邪。

六 太阴病

四逆汤方证原理

【原文】

➤ 伤寒,脉浮,自汗出,小便数,心烦,微恶寒,脚挛急。反与桂枝汤,欲攻其表,此误也。得之便厥,咽中干,烦躁,吐逆者,作甘草干姜汤与之,以复其阳。若厥愈足温者,更作芍药甘草汤与之,其脚即伸。若胃气不和谵语者,少与调胃承气汤。若重发汗,复加烧针者,四逆汤主之。

四逆汤方

甘草二两(炙) 干姜一两半 附子一枚(生用,去皮,破八片)

上三味,以水三升,煮取一升二合,去滓,分温再服。强人可大附子一枚,干姜三两。

➤ 伤寒,医下之,续得下利清谷不止,身疼痛者,急当救里。后身疼痛,清便自调者,急当救表。救里,宜四逆汤;救表,宜桂枝汤。

➤ 病发热头痛,脉反沉,若不差,身体疼痛,当救其里,四逆汤方。

➤ 脉浮而迟,表热里寒,下利清谷者,四逆汤主之。

> 少阴病,饮食入口则吐,心中温温欲吐,复不能吐,始得之,手足寒,脉弦迟者,此胸中实,不可下也,当吐之。若膈上有寒饮,干呕者,不可吐也。当温之,宜四逆汤。
>
> 大汗出,热不去,内拘急,四肢疼,又下利厥逆而恶寒者,四逆汤主之。
>
> 大汗,若大下利而厥冷者,四逆汤主之。
>
> 下利腹胀满,身体疼痛者,先温其里,乃攻其表。温里,宜四逆汤,攻表,宜桂枝汤。
>
> 呕而脉弱,小便复利,身有微热,见厥者难治。四逆汤主之。
>
> 吐利汗出,发热恶寒,四肢拘急,手足厥冷者,四逆汤主之。
>
> 既吐且利,小便复利而大汗出,下利清谷,内寒外热,脉微欲绝者,四逆汤主之。

四逆汤只有三味药:生附子、干姜、甘草。"四逆"前述是四肢从手足末端向内逆向变冷,即"手足寒""厥冷""手足厥冷",四逆汤可以让四肢重新温暖起来。四逆汤方证除了手足逆冷,最重要的是腹泻不止,且粪便里有不消化的食物,属寒泻,即"下利清谷不止"。腹泻不止会快速损失体液,加重循环血容量的不足,这是比较危险的情况,尤其是对于老年人。身体本能力量衰弱,胃肠道血液循环容量不足,尤其是动脉供血不足,内部温度下降,导致肠道蠕动缓慢,消化液分泌不足,消化功能下降,食物不能被消化吸收,在胃肠道内形成高渗性液体被直接排出,这是寒泻的原理。解决这个问题的关键是提振本能的力量,恢复胃肠道功能。

关于附子的成分、药性等参考"少阴病"。

四逆汤中用的是生附子,比炮附子作用更强,因为身体过于衰弱,需要更强的提振。毒性作用越强,激发本能力量越强。目的很明确就是要强心,让循环系统功能上一个台阶,从而带动身体各种系统的功能提升,提高身体代谢水平;同时为了保持这个状态,胃肠道消化吸收功能必须恢复,才能源源不断地提供营养和能量,这就是干姜配合生附子的重要意义;增强胃肠道动脉血供,加强胃肠道蠕动,调节胃肠道功能,提高胃肠道温度,从而改善微循环、促进消化吸收功能,顺势达到止泻的效用。

第四章 杂 篇

　　本篇从多方面分析现代医学与传统中医讨论的焦点问题，探讨中国未来医学的可能性。

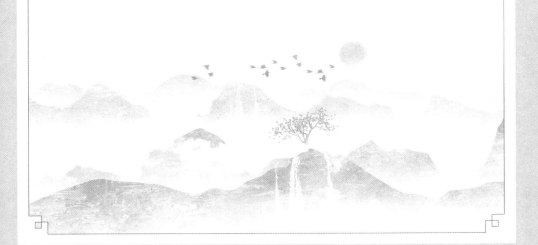

从柳叶刀和草药、针灸领悟中西古代医学的不同

《柳叶刀》是当前顶级国际医学杂志,发表的内容经常成为医学界和大众的关注点。笔者从一个西学中普通医生的个人角度,浅谈柳叶刀和草药、针灸代表的古代两种不同的医学观。

西方"医学之父"希波克拉底曾提出体液平衡论以及治疗疾病的方剂学,可惜并没有得到传承和发扬,但他的外科学却得到了极大发展,这与东方古代医学发展路线有很大的不同,归根到底是东西方对疾病的认识不同,即疾病观不同。

柳叶刀是一把锋利的小刀,是西方古代医学(古西医)实行"放血疗法"的刀片,很多时候是由理发师来操作。尤其欧洲中世纪时期,放血疗法就像现在我们的针灸拔罐一样普遍,是人们养生保健以及治病的主流方法。但这种放血疗法跟我们中医的针灸、针刺放血有很大的不同。古西医的放血疗法可以用"简单、粗暴、大量"来形容,切开手腕血管直接放,从几百毫升放到上千毫升。大家一定会质疑,这不是很危险吗?当然危险,部分患者会因放血疗法而死亡。高水平的医生(理发师)的标准是,放了很多的血,但患者回去后没有死亡。

为什么要放血治病呢?为什么那时全社会各阶层都能集体接受呢?这源于希波克拉底四种体液失衡学说,后经希腊医师盖伦的推动,成为一种普遍流行的疗法。认为既然疾病是由于体液不平衡所致,比如发热、头痛等症状就说明体内血液过量了,就需要放血,患者发热越重则需要放血越多,这就是放血疗法的最初思维。

从实际效果来看,的确放血后患者症状会很快缓解,尤其是发热、疼痛等症状。从"道篇"人体本能论、疾病论及现代医学角度分析,道理很简单。全身血量下降10%～20%,整个身体处于一种虚弱或极度虚弱的状态,甚至休克状态,人体本能力量极其衰弱,连发热的能力都没有了,感觉神经会麻痹,那些

疼痛不适的症状也就消失了。

老百姓想法很简单，只要自己症状缓解了，病就好了，这个疗法就是对的。要是因"放血"死亡，是运气不好，因为整个社会都是这样做的。有谁会去思考，这是牺牲了自己的宝贵的血液和身体本能力量，去冒的巨大风险呢？

柳叶刀虽已是历史遗迹，放血疗法也已消失，但从种种实际情况看，这种"放血"思想的医学观并没有消失。古西医对疾病的认识往往看重的是病邪，要与病邪势不两立的抵抗和斗争，甚至不惜牺牲患者的生命，这其实是一种单向的、机械性的医学思维，是一种只看到疾病矛盾的对立性没看到矛盾的统一性的医学思维，没有用辩证唯物主义的思想来指导医学实践。

当今现代外科学也受这个观念的影响，好在借助科技的不断进步，手术的创伤越来越小，向微创方向发展，但根本的思维方式没有变。笔者并不否认现代外科医学的成就，只是讨论观念。外科手术确实能解决很多疾病问题，如外伤、肿瘤等，但只是在当前时代没有办法的办法。而且经常出现过度创伤和忽视人的生命的机械主义倾向。笔者相信将来一定会有更好的办法，不手术就能治疗这些疾病，包括肿瘤。

再说说草药、针灸。以《黄帝内经》和《伤寒杂病论》为代表的中医思维说得很清楚，疾病是"正邪相争"的表现和结果，必须从正邪两方面看问题，症状是人体和病邪做斗争的一种表现，它不是疾病的本质，这是朴素的辩证唯物主义思维。中医的草药、针灸、导引、功法、推拿等疗法如今不但没有被淘汰，而且发挥着更加积极的作用。

中医针灸、草药的原理是提高、调动人体的本能力量，是顺着人体对抗病邪的方向去助力治疗疾病。在这样的医学观指导下，绝大多数的治疗方法是温和的、极微创的。像针灸针，都是非常细的，即使放血也是非常少的。中草药就更不用说了，很多中草药本身就是食物或接近食物，通过吃喝的方式来治好病，谁不愿意呢？

在中国的医学史上，中医外科也高度发展过，最著名的就是华佗，结果是不仅身陷囹圄，写的书也没有传下来。虽然是历史个案，但也说明了中国人自古以来对大的创伤性的疗法还是不太认同、不太接受的。"反正最终都是死，受那个罪干吗呢？""身体发肤受之于父母，死也得求完整"，这些俗话都是一种文化的反映。可如今这一两代国人对创伤性外科治疗接受度如此之高，甚至超过西方,也是颇让人费解的。

　　柳叶刀和草药、针灸代表着两种不同的医学观,也代表着不同的医学人文,一种是简单机械的,一种是智慧辩证的。所以中医一直以来呈现的都是温和仁慈的形象。虽然目前中医发展还很艰难,但是这种思辨的医学观,仁慈智慧的医学人文思维方式,还是让中医站在时代的高度上,还是有广泛的群众信任基础。只是中医需要提高疗效,走出困境,不断发展前进。笔者相信,随着新时代的到来,中华文化的再次复兴,中医在唯物辩证法的指导下,一定能找到与现代医学真正的结合之点,萌生发展出中国的未来医学。

《伤寒论》是治疗感染性疾病的中医权威指南

20 年前笔者参与翻译《热病：桑福德抗微生物治疗指南》一书，该书由美国感染病学会编写，主要是指导临床医生治疗感染性疾病。各种病原体感染会引起发热，故称热病。

想起这事，是因意识到《伤寒论》其实是治疗感染性疾病的中医版权威指南，而且如今还是 1.0 版，即东汉版本。里面的经方治疗今天的感染性疾病依然有效。中医治疗感染性疾病的原理，在"道篇"已详细阐述，是唯物辩证法的内因外因关系论在感染性疾病上的应用，而《伤寒论》中的经方是具体治疗方剂。这个观点，估计目前很少有人会认同，因为从现代医学角度确实难以理解和相信。

《伤寒论》从第一篇太阳病开始，就在讲伤寒感冒发热，名为"伤寒"，不就是"热病"吗？"热病"是现象，病因是"伤寒"。

笔者梳理了《伤寒论》和《金匮要略》中对各种"热病"病情的描述，转化为现代医学的感染性疾病，则涵盖了：日常感冒发热、流感、鼻炎、鼻窦炎、咽喉炎、扁桃体炎、急慢性支气管炎、肺炎、肺脓肿、胸膜炎胸腔积液、肺结核、急慢性胆囊炎、急慢性胃肠炎、急慢性阑尾炎、慢性结肠炎、急性乳腺炎、盆腔炎、急慢性尿路感染、疮疡、疖痈、刀伤发炎、细菌性痢疾、霍乱、疟疾等，临床验证也非常有效。

更关键的是《伤寒论》经方治疗感染性疾病，是推动人体本能力量的，不针对病毒、细菌这些病原体，不与细菌病毒对抗，因此没有"耐药性"一说，故这些方子目前依然有效。

【例 1】 "伤寒汗出，解之后，胃中不和，心下痞硬，干噫食臭，胁下有水气，腹中雷鸣，下利者，生姜泻心汤主之。"

发热、胃难受、胃胀、嗳气、口气重、肠鸣、腹泻，这组症状对应现代医学的病是急性胃肠炎，用方生姜泻心汤。笔者临床体会疗效是立竿见影的，常常是一两剂愈,大多不需输液和使用抗生素。但反过来不成立,现代医学诊断为急性胃肠炎都用生姜泻心汤治疗是错误的,要具体辨证选方才行。

【例2】《金匮要略》淋病:"若脉浮,发热,渴欲饮水,小便不利者,猪苓汤主之"。

淋病对应于现代医学的泌尿系感染,发热、尿频、尿急、尿痛、尿混浊等症状,猪苓汤是常用方之一,笔者体会辨证准确,也是两三剂治好,非常迅速。

【例3】《金匮要略》肠痈:"肠痈者,少腹肿痞,按之即痛如淋,小便自调,时时发热,自汗出,复恶寒,其脉迟紧者,脓未成,可下之,当有血。脉洪数者,脓已成,不可下也。大黄牡丹皮汤主之。"

从肠痈的描述看,发热、小腹肿起、按之剧痛等是腹腔内的急性感染的特征,如急性阑尾炎,化脓前用大黄牡丹皮汤。但反之不成立,急性阑尾炎不一定非要用大黄牡丹皮汤,大黄牡丹皮汤也不只是治疗急性阑尾炎,因此要具体辨证。笔者体会急性阑尾炎早中期经方治疗成功的概率是相当大的,可以大大减少手术机会。只是现实中给中医保守治疗的机会太少。

【例4】《金匮要略》:"饮后水流在胁下,咳唾引痛,谓之悬饮。""脉浮而细滑,伤饮。脉弦数者,有寒饮,冬夏难治。脉沉而弦者,悬饮内痛;病悬饮者,十枣汤主之。"

"悬饮"现代医学角度看,应是胸腔积液,"内痛"是胸腔积液感染、胸膜炎等。方剂是十枣汤。笔者检索近年医学期刊发现,已有用十枣汤治疗胸腔积液的文章,疗效确定。

笔者再补充各种肺炎的经方治疗。相关的治疗方法在《伤寒论》和《金匮要略》中均有,只是文字描述的病情难以读懂,与现代医学诊断难以对应。可用于治疗肺炎的经方非常多,如大青龙汤、小青龙加石膏汤、麻杏石甘汤、射干麻黄汤、大柴胡汤、小柴胡汤、葶苈大枣泻肺汤、《千金》苇茎汤、十枣汤、木防己汤等,需要在肺炎发生的不同情况、不同阶段辨证选方才行,不存在一个"肺炎通用方"。笔者曾遇到一例结肠癌术后、食管占位,合并慢性支气管炎、肺气肿、肺部感染的老年患者,医院输液1周未效回家。低热、频繁咳痰、哮喘,粥都吃不下,半卧床不能下地,以射干麻黄汤加减方5剂、木防己去石膏加茯苓芒硝汤1剂、麻杏石甘汤加减方5剂,未合并用任何抗生素,10多天时间咳痰喘症状缓解,行走自如,饮食如常。

当然面对严重感染的患者,如外伤性感染、大创面感染、颅内感染等,本能力量衰弱时,中医辨证治疗也是相当困难的。这时是需要现代医学的支持治疗,如抗生素、抗病毒治疗的。但中医仍有机会协同治疗,只是需要更高水平的中医才行。而高水平中医个人的医术又难以标准化推广,成为制约因素。面对严重感染时中西医协同治疗应是一种最佳策略。

普通感冒和流感的方证总结

普通感冒,亦称伤风,现代医学属于上呼吸道感染,通常由鼻病毒、副流感病毒、合胞病毒等引起,大多是自限性疾病。流感,即流行性感冒,是由流感病毒引起的一种急性呼吸道传染病。通常普通感冒症状较轻,病程短,一般3～7天;而流感症状重,病程较长,引起肺炎的概率相对高,病程可达2周。现代医学对两者没有针对性治疗,均是对症治疗,难以缩短病程,可有药物不良反应出现。

因感冒本身有自限性,笔者认为中医治疗感冒或流感的目标,一是要快速缓解症状,恢复患者的精神体力;二是缩短病程,要小于3天治好方能证明疗效,超过3天则无法证明疗效;三是总体达标率要在90%以上,即绝大多数感冒患者的治疗要达到前两条标准;四是不出现药物不良反应,不能热退了,胃口却下降了。只有树立这样的目标,中医治疗感冒、流感才有现实意义。

如何实现这个目标呢?笔者参考经方大家医案和既往个人经验,心得是普通感冒和流感不用区分,一同严格按《伤寒论》六经辨证选方。感冒的证型非常多,只进行"风寒"和"风热"之分,是难以实现上述目标的;此外,感冒也绝不仅限于表证。笔者总结普通感冒和流感常见证型如下:

(1)葛根汤方证 是感冒最初期(第1天)常用方。症状包括:发热或不发热、头痛、恶寒、无汗、颈项肌肉拘紧或僵痛、鼻塞、打喷嚏、流鼻涕,或有轻度咳嗽、气喘,或有喉咙痛,或有腹泻等,脉浮紧;无其他经病症状,即无少阳病、阳明病、少阴病、厥阴病等症状,或可排除其他经病。剂量到位,一般1～2天康复。一剂服后,患者反馈感受多是身暖、头痛消失、鼻涕减少、精神提振等。

(2)小柴胡汤方证 往往第2～3天后出现,或于服用退热药、抗生素后出现,故首诊也常出现。症状包括:忽冷忽热、发热或不发热、有出汗、胃口差、胃胀、恶心、想吐或呕吐、口苦、喉咙干、头晕,或有两胁胀痛、心烦,或有腹泻,或有咳嗽等,脉弦弱。排除其他经病症状。

（3）葛根汤合小柴胡汤方证　也常见,症状是上述两方证的融合。排除其他经病症状。

（4）麻杏石甘汤方证　多见于小儿。症状包括怕热、不恶寒、鼻塞、打喷嚏、流清鼻涕或黄鼻涕、有出汗、口干或口渴,或有咳嗽、气喘等,脉大、数。排除太阳病、少阳病。

（5）大青龙汤方证　症状相对较重,高热或不发热,肌肉酸痛明显,口干或口渴明显,其他症状有恶寒、无汗、心烦、四肢沉重、乏力等,脉浮紧。排除少阳病、少阴病。流感症状似与此证相合,但亦不完全对应,需注意仔细辨证。

（6）麻黄汤方证　小儿会有。症状包括:高热、无汗、恶寒,或有气喘、肌肉酸痛等。排除少阳病、少阴病。流感症状似与此方证相合,但亦不完全对应。

（7）桂枝汤方证　症状包括:发热或不发热、有出汗、恶寒、打喷嚏、流鼻涕、咳嗽、肌肉酸痛、喉咙痛,或有干呕等症状,脉浮缓。排除少阳病、阳明病、少阴病、厥阴病、太阴病。此方证亦出现于各种退热发汗疗法后。

（8）麻黄附子细辛汤方证　体弱女性多见。症状包括不发热、恶寒、无汗、身冷、手脚冷、乏力、倦怠,或有头痛、喉咙痛等。脉沉细弱。排除太阳病、少阳病、阳明病、太阳病。

（9）小青龙汤方证　多见于感冒后咳嗽、咳痰症状明显时,或有慢性肺病基础合并感冒时。症状包括恶寒、无汗、咳嗽、咳白痰,或有气喘、肌肉酸痛、胃口差等。排除少阳病、阳明病。

（10）大柴胡汤方证　在小柴胡汤方证基础上,合并有腹胀、便秘、大便干燥、苔黄等,可以有高热,亦有不发热者。排除太阳病、少阴病。

（11）大承气汤方证　小儿会有。症状特征是发热或高热伴有便秘、大便干硬、腹痛、腹胀,其他还有头痛、喉咙痛,或有咳嗽、气喘、胸闷等。排除太阳病、少阳病、少阴病。常一剂大便通畅后热退康复。

（12）其他　还有柴胡桂枝汤方证、葛根汤合大柴胡汤方证、麻杏石甘汤合小柴胡汤方证、小承气汤方证、桂枝加大黄汤方证、小建中汤方证、麻黄附子甘草汤方证、半夏厚朴汤方证等,需临证仔细辨证。

将感冒这样总结的目的,一是说明感冒、流感看似小病,但也必须严格按六经辨证论治,才能达到将90%以上的感冒和流感患者在3天内治好的目标;二是感冒和流感难以用一个或几个通用方来全覆盖式治疗,这种治疗方式难以达到上述目标;三是普通感冒和流感无须区分治疗,更进一步说,上呼吸道感染性或传染性的病毒都可以不做区分来治疗,因为按"道篇"原理,中医治疗不是按某个病原微生物进行的,而是按人体本能力量对病原微生物的反应特征进行辨证论治的,因此更适合于对新出现的病毒、变异的病毒感染的直接治疗,因为辨证论治的方法对上述感冒、流感是完全一样的,并且不会产生耐药性;四是现代医学诊断的多数疾病可以按六经辨证论治,也与上述感冒、流感的辨证论治过程一样。

新发疫情的治疗需要中医先行

新发疫情出现,在流行病学防控第一时间启动后,患者的治疗应首先启用中医。这个观点,估计会被很多人质疑或反对。新疫情可能连病原体还没检测出来,没确定下来,怎么能先用中医治疗呢?

现代医学思维是一定要找到致病的病原体,研究其结构、蛋白组成、基因序列等,再设计开展疫苗或对抗病原体的药物。在没有研发成功之前,患者是没有针对性治疗方案的,都是对症治疗和支持治疗,即以缓解症状为主。疫情的控制主要靠隔离、防护、消毒。针对病原体的药物研发或疫苗研发是相当艰难的,不仅需要很高的科研水平,还需要大量的人力、物力和财力。

流感就是最好的例子。针对流感病毒的抗病毒药和疫苗的研发从未中断过,但几十年过去了,年度流感的流行暴发似乎没有明显改变,可以参考现代医学最发达的美国的年度流感感染数据。流感和普通感冒目前现代医学尚无针对性的治疗方法,只有缓解症状的对症治疗,难以缩短病程,这是医学界共识。不仅研发新药和疫苗难度大,更重要的是病毒不断变异,让新药和疫苗面临失效,且病毒变异的速度似乎在医学药物和疫苗的对抗下有加快的趋势。

如何应对流感这样的疫情,不仅需要高科技,更需要一种哲学智慧,这种智慧需要在中医原理中寻找。按"道篇"所述唯物辩证法的疾病观,首先,中医的辨证施治不是根据病因和病原体来进行的,而是根据人体本能 HARI 对病因和病原体的排异反应特征来进行的,因此中医不需要知道疫情的病原体是什么就能治病;其次,中医辨证施治是从疾病的内因外因辩证关系入手的,不是单从外因入手,针对内因是根本性治疗,所以必然会取得疗效;再次,中药方剂推动 HARI 力量对抗病原体,而不是直接杀灭病原体,不会有耐药问题出现,不会为病毒变异提供动力;最后,中药方剂可提升 HARI 力量,因此患者治疗康复后,体内会自然而然产生相应病原体的抗体,从而达到自然免疫的效果。

因此，新发疫情，尤其是病原体尚不明确时，最需要中医先行，直接治疗患者。中医的辨证施治"是什么证，用什么方""不是根据什么病原体，用什么方"。只要符合这个方证，如是小柴胡汤方证，那不管是什么病毒感染，用这个方就会有疗效。具体参见上篇《普通感冒和流感的方证总结》，但这个原理并不容易被人理解。

中医面对新疫情，一般认为用最短的时间找到中医"通用方"很关键，但难度也在这里。这需要高水平中医，尤其是经方中医，深入临床第一线仔细辨证，治疗大量患者，反复验证才有可能。不仅如此，按理篇《伤寒论》辨证原理，因个体对病原反应、病程进展阶段的不同，方剂都是不同的，是动态变化的，一个"通用方"难以大范围快速使用，这是"通用方"在新时代面临的问题。

笔者思考，在新时代大范围快速治疗疫病，最佳的方法是开发出针对疫情的中医智能辨证系统，并大量临床应用、反复验证，取得确定的疗效大数据。这样在疫情第一时间，提供给疫区每个医生，无论中医或西医，甚至护士都可以直接使用，因为主要输入的内容是患者的症状群。系统针对每个个体患者，瞬间运算出最佳可选中药方剂，真正实现"一人一方"，并实现大范围快速普及应用。

而现代医学主要任务是发现病原体是什么，从而找到最佳的防护和隔离办法，阻止病原体蔓延扩散。简单地说，西医防护，中医治病。至于针对性的药物和疫苗，在之后的数年里研究开发，这也许是面对新发疫情时的一种新的中西医结合思路。

为何中医能实现人工智能辨证

IBM 开发的医学机器人沃森医生,只用 10 秒就能阅读 3 469 本医学专著和 10 余万份临床报告。前些年还曾进入中国,但现在看已经销声匿迹了。

沃森医生为什么没有成功呢? 原因是多方面的。按哲学家波普尔的观点,科学理论是一个不断被证伪的过程,不能被证伪的就不能被称为科学的理论。所以尽管现代医学领域的科学研究著作汗牛充栋,每年发表的文章难以计数,但都是这个不断被证伪的科学过程的记录而已。也可以这样理解,今年所发表的最新文章、出版的最新书籍是相对最正确的,是对过去几年、几十年前研究的证伪;近两年出现的新药物、新疗法是相对最好的,是对几年前、几十年前疗法的证伪,证伪就意味着淘汰。所以沃森医生尽管存了海量资料,随时间的变化,多数是不断被淘汰更新的,而最新的内容相对不多,一线临床医生也很容易获知,没必要用人工智能诊断。另外,现代医学对疾病的诊断,多基于实验室检验数据、影像学检查结果、病理结果,这些结果报告出来,疾病的诊断自然就清楚了,人工智能诊断的必需性不高。但从影像学入手还是可取的,故如今有人工智能读片诊断系统。

中医就大不同了。“道篇”所述人体的本能规律和中医的原理,这里面规律性的东西是千百年来不变的,只要找到适合的运算方法,是可以通过计算机软件模拟出来,难度不是很大。一旦中医原理能够用计算机进行模拟,后面就是匹配中药方的过程了,就能实现中医辨证智能化。这很有现实意义,能实现一人一方,度身定制。

中医更适合人工智能系统,并能够实现的原因具体包括以下几点:

(1)《伤寒论》六经辨证(诊断)需要采集的信息量比较少,以症状群为主,舌象脉象只是辅助。现在脉诊仪开发很多,可以参考用。这对于开发人工智能系统来说是不难的。因不需要大量的现代医学化验数据、影像学图像资料等,资金投入也不是很大。

（2）经方的有效性千百年来不变,临证看病只是略微调整,因此最基本、最核心的内容不需要每年更新,具体方剂只需用人工智能算法根据患者反馈不断优化即可,非常适合智能化系统,有效率会越来越高。

（3）中医的症状名、术语更贴近中国大众,不像西医名词难以理解,在人工智能界面和语言识别上有很强的优势。

因此,笔者思考对于亚健康和临床常见疾病,中医完全可以实现人工智能辨证,也会因此而更加方便普及,这应是大趋势。

用循证医学说说中西医的时间和空间关系

循证医学的概念一时间布满医学界，也是中西医争论的焦点之一。

循证医学的创始人之一科克伦（Archiebald L. Cochrane，1909—1988），是英国的内科医生和流行病学家。循证医学意为"遵循证据的医学"，又称实证医学。

医学必须实证，用疗效的证据说话。这位英国医生，一定是发现了当时（20 世纪 70～80 年代）的现代医学出了问题，什么问题呢？ 就是医生在医疗决策时普遍以个人经验为主，而不是临床规模试验的证据。

循证医学的核心思想是在医疗决策中将临床证据、个人经验与患者的实际状况和意愿三者相结合。临床证据主要来自大样本的随机对照临床试验和系统性评价或荟萃分析。

关键点：大样本的随机对照临床试验。当前现代医学所有的药物和疗法，都要经过这个试验。为什么呢？ 因为都是新药、新疗法，之前不可能有任何"经验"的数据，只有小白鼠或细胞的数据，所以要用人群做试验，采取少量抽样尝试的办法。

具体操作方法是，在一个时间段里，比如 1～3 年，在不同地区收集一定数量的患者如（1 000～2 000 个），作为大样本人群，用统计学方法，计算出新药有效的概率是不是大于对照组（一般是安慰剂组，注意安慰剂一般也是有疗效的）。证明有效概率后，批准上市开始大规模使用，可以是几万人到几千万人。这是一种以空间换时间的验证方式，一种横向验证。为何用空间换时间呢？ 因为研发新药投入巨大，必须争取最短时间证明是否有效，上市销售才行。

这种临床试验的优点：确实能在大范围人群中证明药物的有效概率，是证据，节省了时间。缺点有：①样本毕竟是样本，从整个患者人群来讲，还是少数中的少数，所以大规模应用以后常发现各种各样的问题；②药物长期服用发生的问题在最初应用时不清楚，比如服用 10 年以上会怎么样？ 虽然大规模试验结束,但进入临床治疗后,患者仍处于"试验"过程中,所以经常发生新药上市后几年,出现严重不良反应被禁用的情况。③研发投入较大。

中医中药呢?如按"理篇"中医辨证论治的原理,中药方剂是很难按西医循证医学的方式进行随机对照临床试验的,如果非要这么做,无效的可能性很大。

那中药方剂历史上是怎么验证的呢?在笔者看来,中医经方是用时间换空间。在不可想象的漫长的历史过程中一点一点验证的,是一种时间的纵向验证。有观点认为,从《伤寒论》和《神农本草经》文字看,累积验证时间不止1800年,应该更久。而到《伤寒论》成书时,不仅是总结了验证的结果,理论系统也完整了。也就是说,中医的经方到1800年前时,已经完成了"超级临床试验",后世直接拿来用就行了。为什么是超级,因为参加的人数绝不止几千几万级的。后世的应用是对《伤寒论》体系的反复验证。

前述一个桂枝汤方,对于太阳病中风证,用到今天还有效(用不准是另外一回事),这是相当了不起的。桂枝汤如今的应用只需临证根据个体做适当变化,不需升级,也就不会面临淘汰。反观现代医学药物,超过50年还在用的极少。

总结一下中医方剂这种"时间纵向临床试验"的优缺点。

优点:①有效性经得起时间考验,但必须严格按照辨证论治的要求用才行。②药方便宜。因为没有新研发的费用。方子是一代代传下来的,属于公益的、无私的传承。故除了草药本身的成本,没有其他成本。③不良反应小。不良反应大的方子很难流传下来,或者中间就被调整修改优化了。

缺点:①验证的时间太久远,无法以临床试验的科学方式呈现,导致现代人难以相信。②辨证施治的技术难度大,能熟练掌握的医生偏少,疗效波动很大,影响普及。③背后的原理现代医生难以理解,引起偏见、误解甚至反对。④受现代医学观的影响很大,往往会按现代医学思维使用,反而降低了疗效。⑤药方济效益低,影响产业发展。

为何中药方剂理论上难以通过随机对照临床试验

美国食品和药品监督管理局(FDA)的药物审批要求提供Ⅲ期临床试验数据,随机对照临床试验是现代医药上市前必须完成的步骤。根据"道篇"中医原理,中药方剂理论上是很难通过随机对照临床试验,也就难以通过 FDA 审查。这应该是条"死路",原因如下:

新药临床试验是按现代医学的疾病体系设计的,而中医是以症状群定药方的,两者体系完全不同,也就是说现代医学的"病"根本不是中医的"病",两者无法对应。所以拿中药方剂,用西医的验证方法,去验证对西医的"病"是否有疗效,很难得出有效的结论。

每个现代医学的病,按中医辨证原理,每个患者都是不同的药方,或者有几个不同人群用的药方,导致结果无法统计。不是药方无效,是统计学上不成立,不能用这种方式证明有效。

如果要统计一个中药方的疗效的话,那根据中医辨证的症状群,可能对应的是十几种现代医学的病名,导致更无法统计。

比如桂枝汤方证,是以"发热、头痛、肌肉痛、出汗、咳嗽、干呕"为一组的症状群,病名是"太阳病中风证",这样的患者在哪呢? 如果找的话,呼吸科里感冒发热患者中可能有一部分,风湿科里风湿病患者中可能有一部分,骨科里慢性肌肉劳损、颈椎病、腰椎间盘突出症可能有一部分,消化科里胃病患者可能有一部分,神经科里头痛、肌肉痛、肌力障碍患者可能有一部分……这些患者怎么能一起参加大规模临床试验呢? 不可能。就算是参加了,试验用了,结果验证有效,那又怎么让临床医生准确使用呢? 况且如何让现代医学认同一个中药方能治好这么多不同的病?

那假如只限定在感冒发热,找一群感冒患者用桂枝汤做临床试验行吗? 结果按统计学也很可能无效。因为桂枝汤只是感冒人群中的一部分"太阳病中风证"才有效,其他方证无效,除非把这部分患者单独分离出来用桂枝汤才行,混合在一起统计结果基本无效,但怎么分离? 如何分离? 是相当困难的一件事。

再用现代医学的冠心病举例,冠心病是由于心脏冠状动脉狭窄,引起心肌缺血,从而出现胸闷、胸痛等症状,严重者可产生心绞痛,研发药物都是扩张冠脉血管的,临床有效。受这个观念的影响,现代中医和中药厂大多也是按这个思路去努力的,基本都朝着活血化瘀、扩张血管方向研发中成药组方,但疗效还是有限。大多数患者发病时还是先去找西医,尤其是遇到紧急情况时。

但按《伤寒论》辨证的思路却不是这样的,同样是冠心病,可以出现很多症状群,而且每天会动态变化。六经辨证中适合冠心病的经方有很多,难以用一个"通用方"来治疗冠心病。如小柴胡汤、大柴胡汤、桂枝茯苓丸、白虎汤、大小承气汤、瓜蒌薤白半夏汤、枳实薤白桂枝汤、四逆汤、四逆散、乌头赤石脂丸等,以及这些方子的相互组合。也就是说,按《伤寒论》辨证,冠心病可以是十几个以上的基本方证组合,但如果按"一人一方"来说,可能产生几百种以上的不同药方组合。即使同一个患者,在不同疾病阶段方子也不一样,也要不断变化。怎么可能只活血化瘀、扩血管呢?

这样一个中药方如何去申请随机对照临床试验呢? 不是说这个中成药无效,而是用这种验证方法,无法准确对应到最适合的人群。笔者思考中成药将来最优策略是依托中医智能辨证系统筛选最适用的患者,真正做到药证相符,从而大大提高总体有效率。

误导中医的"十全大补汤"

学中医的同道有没有注意到《伤寒论》《金匮要略》里面的经方,绝大多是以主要药物组合命名:如桂枝汤、大柴胡汤、厚朴七物汤、木防己去石膏加茯苓芒硝汤、桂枝去芍加麻辛附子汤……而后世的方剂名,多以功效命名:如十全大补汤[《太平惠民和剂局方》(宋代)]、逍遥散[《太平惠民和剂局方》(宋代)]、健脾人参丸[《普济方》(明代)]、补中益气汤[《医贯》(明代)]、血府逐瘀汤[《医林改错》(清代)]、通窍活血汤[《医林改错》(清代)]……

十全大补汤是宋代《太平惠民和剂局方》中有名的方剂,恐怕是最让"中药进补"观念深入人心的方名。

为何《伤寒论》的经方绝大多数以药名命名,而后世方剂以功效命名呢?一种观点认为,汉代中医处于原始阶段,文字不善表达,后世中医是不断总结、发展、完善的成果,用起来也方便。另一种观点认为,张仲景之所以这样给方剂起名,就是担心用功效起名会引起误导,从而大大削弱中医辨证论治的精神,不再严格根据每个患者的具体情况进行辨证分析,甚至放弃辨证,直接按症状用方、按病名用方。结果就是中医渐渐偏离了辨证论治精神,疗效会越来越差,逐步走向没落。笔者赞同后一种观点。

中医同道们或许会有这样的体会,遇到复杂一点的患者,或者病情出现新情况的患者,总想找个现成的方子用,比如脱发找"生发方"、肺癌找个"抗肺癌方"、冠心病找个"心绞痛方"或"疏通血管方"、高血压找个"降压方"……这样多省心省力啊,笔者也时不时出现这样的想法,但疗效往往事与愿违。

参考"道篇"中药论对中药的本质和中药方剂"四两拨千斤"的原理,中药发挥疗效,尤其是速效,大多数靠的是激发人体本能力量的"异物性",当它们进入人体就会触发人体的"排异"反应。从这一点看,大多数中药不可能直接补身体、补气血,能补身体、补气血的只有食物。辨证论治靠的是医生深入分析每个患者的病证特征,分析出人体本能的力量方向,准确选方推动人体"排异"病邪。中药不太可能直接作用于病邪,因为是"农产品""原材料",有效浓度很低,撬动人体得靠"异物性"激发出来的那个"巧劲儿"。而每个个体本能力量的方向不同,撬动的方法不同,方子也不同,很难有通用方。

　　本篇观点并不是否定"十全大补汤"这样命名的中药方剂的疗效,这些经典方剂用于合适的患者都是有疗效的,只不过这样的方剂名称出现,对老百姓甚至是部分中医都是一种极大的误导,干扰了通过仔细辨证找到最适合方剂的思辨过程,容易偏离中医最根本的辨证论治精神,使人误解中医的本质。

中医思维的中医和西医思维的中医

中医自古以来就有两种思维模式,一种思维模式是顺应身体本能力量排解病邪的中医,是真正辨证思维的中医;另一种思维模式是以缓解疾病症状为主、对症治疗的中医,也可以说是西医思维的中医。虽然两者都宣称是按中医进行辨证论治。

这样分类并不是针对某个中医个体,而是针对思维方式,因为这两种思维方式常常发生在同一个中医的临床实践中,也就是说有时候的思维是第一种,有时候的思维是第二种,笔者自己也是。不同的中医,两者占比不同而已。这样分类,并不是说两者谁对谁错,对医疗而言都是对的,对患者而言都是受益的。只是从医学发展的更高要求以及医生自我提升得更高目标出发,需要向第一种思维不断努力。

能做到纯粹辨证思维的中医是罕有的,因为难度实在太大。笔者思考,《伤寒论》作为辨证论治的指导和标准是可以的,但在临床实践中即使医圣张仲景,面对每个患者,能做到纯粹的、完全正确的辨证施治也是极其困难的。因为这需要中医每时每刻都处于极其客观理性的思维中,对每个患者都因地、因时、因变化地辨证分析,而不夹杂任何主观臆断,难度极大,导致这一类的中医自古以来始终是少数。不能以为东汉出现了《伤寒论》,汉以后六经辨证的思维就成了中医主流,事实并不是。张仲景本身就是那个时代中医少数中的极少数。

《伤寒论》中有相当多的条文,是解答当时的患者被当时的中医各种误治后应该怎么办的,可见当时的中医的理论和思维方式也是多种多样、鱼龙混杂的。我们不难想象,近两千年前社会的医疗是什么样的情形,不可能有统一的体系,不可能有统一的管理,不可能有统一的教学,医学信息的传播极度困难。社会中大量存在的是个体中医,他们的经验多是从父辈、家族、师父那里学来的。作为个体的中医,或多或少在某一方面有"绝活"或"一技之长",否则生存不了,但难以做到整体和全面。所以个体的中医,在面对复杂多样的患者时,往往有时管用,有时不管用,反正就那一招或几招,来一个试一个,试对了就好,试不对再找其他中医。由于信息的闭塞,患者看病也是道听途说。

例如,《伤寒论》中提到的火疗的误治怎么办。不是说火疗这个疗法不对,是因为对患者不加区分,那些不适合火疗的患者用了火疗,让病情反而加重,甚至危及生命。

【原文】

太阳病,发热而渴,不恶寒者,为温病。若发汗已,身灼热者,名曰风温。风温为病,脉阴阳俱浮,自汗出,身重,多眠睡,鼻息必鼾,语言难出。若被下者,小便不利,直视失溲;若被火者,微发黄色,剧则如惊痫,时瘛疭;若火熏之,一逆尚引日,再逆促命期。

温病或风温的患者被误用了"下法",也就是吃泻药,就会出现小便少,或者小便失禁、两眼发直的症状;如果被火疗误治呢,身体发黄,严重时出现惊恐抽搐;如果断续被火熏疗法误治呢,那就有生命危险了。

火疗从古至今没有断过,只是形式变化万千。火疗是一种疗法,是有效的,但如果医者缺乏对个体疾病的辨证分析,也就是正确选取,来的患者都用火疗就会出问题。按现代医学来说,这是缺少全面系统医学学习的原因,一辈子只学一个点或一个技术是有弊端的。

西医思维的中医,即对症治疗的中医常常普遍存在。笔者分析,这是常人思维、习惯性思维所致,也就是大多数老百姓的思维。就算第一类的中医,也时不时地,或者一不小心就会落入这种思维,而这也是现代医学的基本思维。咳嗽了,吃止咳药,发热了用退热药,头痛了服用去痛片、腹泻了用止泻药……当一个患者症状越多,吃的药的种类就越多。就算是治不好,患者也能接受,因为大家都认为这是"常理"。

不同意见的观点会说现代医学的检测指标是客观的,是知道疾病的根本原因的,怎么就是对症治疗呢?比如高血压病,血压高的数值都测出来了,这不是病根吗?糖尿病,血糖高的数值都测出来的,还不是糖尿病的根本原因吗?肺炎,气管里抽出来的痰里都"看到"培养出的细菌了,还不是病根吗?肿瘤,CT片子都看到肿块了,这不是病因吗?具体阐释参见本书"道篇"。

不是说西医式的思维不对，也不是说对症治疗是错误的，对症治疗也是一种有效的治疗。能解除病痛首先就是有效的治疗，就能满足患者的需求。只是从医学发展的更高要求以及医生自我提升得更高目标出发，从探求疾病的本质出发，需要超越对症治疗，找到根本治疗方法。临时或短期没办法时，必须或只能用对症治疗。对症治疗的问题是：疗效时好时不好，时有效时无效；或停药就复发，或需要终身服药，或不良反应太大等。

上火了用金银花、菊花，因为它们是清热祛火的，同理，大黄是通大便的，川芎是治头痛的，黄连是治拉肚子的，枸杞是补肾的，人参是补气的，茯苓是除湿利尿的……这些都是西医思维在中医中的体现。所以这种思维面对现代医学发现的"新疾病"时就陷入困境了：什么中药方能降血压？什么中药能降血糖？什么中药能降血脂？什么中药能抗病毒、抗细菌……

这是如今中医不仅对这些慢性病难取得疗效，就连感冒发热、流感这样的小病都已插不上手的原因。现在孩子们感冒发热都去医院看急诊，很少有家长首先直奔中医院的，除非这个中医院急诊也有化验、打针输液。以至于感冒药里化学药占了大半，虽然不良反应大，但疗效快而且确定。感冒药的中成药里不得不加点化学药才能提高疗效。这种中药加化学药的混搭，可能是源于民国时期的中医名家张锡纯，以"石膏阿司匹林汤"退热而闻名。笔者思考，这种混搭方式，既证明不了中药的疗效，也证明不了两者合用的意义，反而丧失了中医的辨证精神。

现代医学治不了流感病毒是可以理解的，因为才一百多年的历史，时间太短了；况且这些病毒、细菌总是不停地变异，抗病毒的新药和疫苗来不及研发。但是传承了几千年的中医，怎么就不能用纯中药方子快速治好孩子们的感冒发热这样的小病呢？这个小事，或许是需要靠具有第一种中医思维的中医来实现了。

中医看病为什么讲究"缘分"

笔者在做西医的时候,最不屑的就是听到中医看病要讲究"缘分"。那时笔者觉得这个说法实际上是对疗效无把握的一种托词。

现代医学疾病的诊断都是标准化的,治疗方案也是标准化的。比如糖尿病,血糖超过正常值,再结合一些临床症状,就会被诊断为糖尿病。全世界都一样,治疗方案自然也是标准化的,用药方案和指导从社区医院到三甲医院都基本一致,每年还有各层面的专家共识来不断升级强化。因此现代医学"有效率"是能计算出来的,"无效率"也是确定的,这是现代医学的科学之处。当然对于个体来说,只有有效或无效两种情况,如果你不幸无效,医生会说,有效率80%,你不幸落在20%里了。西医医生的临床工作也相对容易,按标准方案来治疗就行,个人发挥的余地很少。对于疑难病来说,如果一家医院没有好的治疗办法,那么一般说来全国、全世界可能都没有更好的治疗办法。

转学中医后,发现中医看病与西医真不同,对每个患者都要从全新的、整体的视角去看待,同一种病的患者,每个都不同。如果一个中医认真负责、不用那些"方案""套餐"的话,是很辛苦的,比西医难得多。因为每个患者都要去辨证分析思考,没有现成的、标准化的方案可以套用,疑难患者常常要花数天、数周、数月思考。复诊的老患者,也要根据病情阶段的变化,重新辨证分析思考。常常是同一个患者,每个中医开出来的方子都不一样,因为对患者的病情理解角度不同,虽然疗效不尽相同,但可能都是对的方子。

中医看诊过程中受到诸多因素的影响。例如,患者对自己症状表述的精准度,医生对患者表述的理解度,医生对某病的经验度,现场医生的精神体力状态,医患之间的情感因素,诊疗现场环境等。

对患者来说,如果此次看病,负面的影响因素都低,那医生开的方子对证,疗效会好,就属于"运气好"。否则可能几个月不见效,属于"运气差",当中还有各种时好时不好的情况。有时可能看了名气很大的中医反而疗效一般,而在某个小中医诊所疗效却很好,从而产生"缘分"的感觉。

中医看病有点像体育比赛,再厉害的高手,都不能保证每次上场一定能赢,因变化因素太多。所以中医看病要用"缘分"一词来概括。"缘分"问题的本质是中医诊疗过程影响因素多、非标准化的一种体现。笔者思考这一问题将来有可能随着中医智能辨证系统的出现,会逐步改变。

现代医学发展可能面临的瓶颈

笔者看到媒体报道,一些罕见病的药费一年高达数百万元。相当多的肿瘤患者治疗费用一年也要几十万元,而且有些治疗肿瘤的药物有效率很低。不妨简单计算一下,假如一个患者一年治疗费10万,100万这样的患者就是1 000亿。这只是一小部分患者,其他糖尿病、高血压病等慢性病都是数量过亿且需终身服药的疾病。这么庞大的医疗费用,要占一个国家GDP的多少?这样的发展趋势,社会经济负担一定会遇到瓶颈,像美国这样经济实力强大的国家也可能有撑不住的一天。

新药这么贵,说明从实验室到药厂的前期研发投入巨大。新药的研发是从大量化合物中找到最有效的那一个,可想难度之巨大,工作量之巨大。投入越来越大也是必然的趋势。现代医学的发展一是靠药厂研发生产新药,医生使用;如果没有药厂生产的药,医生是没有办法看病的。不像中医,草药源于大自然或农业种植的,不用年年研发新药,只需要辨证准确。二是靠医疗器械厂研发新的诊断仪器、手术器械,没有好器械,医生不能提高水平,难以实现微创化,比如越来越先进的手术机器人。

无论是新药研发还是医疗器械研发,都需要持续不断的、巨大的财力、人力投入。且相当多慢性疾病,现代医学难以治愈,只能缓解症状,患者需要终身服药。说明未来还需要无法估量的、天文数字的投入资金来研发新药。笔者并不否认新药和新技术的研发,这是科学研究的规律,是科技发展的必然过程和趋势,只不过可能面临瓶颈和极限。

最关键的问题是,现代医学发现的新疾病越来越多,目前国际疾病分类ICD - 10已有2.6万余种,每年还在不断增加。每个新疾病都需要一大批科学家和医生从基础研究到药物开发再到临床应用,然后还要经历不断被证伪,不断淘汰,然后再研发,再不断地升级换代……

笔者思考现代医学发现可能面临的瓶颈和极限,归根到底还是没有对疾病的本质有深刻的认识，没有用唯物辩证法的思维指导医学。往往只看到正邪相争矛盾双方的对立面，忽略了其统一面。"越俎代庖"式的治疗常常带来终身服药和一系列不良反应，在"按下葫芦起了瓢"的医学研发中面临越来越多的瓶颈。

也许人类需要一种新的医学思维，新的医学模式。

从功能医学看现代医学的未来方向

现代医学是一个庞大的医学体系,有着自身的发展动能和规律。有没有和中医原理或思路接近的萌芽或边缘学科呢?功能医学是研究人体本来生理功能,面对疾病时,以调整恢复人体器官系统本来的生理功能为目的的医学。这和中医的思维有一致性。只不过研究应用的手段是现代医学,比如更大量的检测、分析身体更多的成分。当疾病发生时,这些成分指标会变化,通过干预手段使其恢复正常。出发点非常好,是顺应人体规律的医学,应是一种新的医学。

例如,功能医学里有一种检测,是检测人体对不同食物产生的抗体,笔者不讨论其有效性,而是分析其背后的医学意义。按"道篇"所述,食物本质上也是一种异物,身体本能会对食物产生"排异"反应,相比药物只是程度轻微而已。不研究食物本身的成分对身体营养与否,而是研究每个个体对不同食物发生的免疫反应(本能反应),检测体内与食物成分相对应的抗体滴度来分析个体对不同食物的适应关系,这就非常有意义。

如果一个人的 HARI 力量对某一食物,如牛奶蛋白,天然就发生"排异"反应,体内的"牛奶蛋白抗体"很高,那么从客观上说,这个人就不适合长期喝牛奶,不管牛奶多么有营养,长期喝反而让身体处于一种慢性"排异"状态中,即"正邪相争"的状态,只不过没有那么激烈,而是轻微的、缓慢的,从而生成轻度的慢性炎症和轻微的不适症状。但从长期看必然会影响人体的健康。当然也有对食物发生急性"排异"反应的情况,有的人喝了牛奶很快会出现胃肠不适、腹痛、腹泻等症状,提示身体启动了比较强烈的反应。这些情况都说明牛奶对别人是营养,对这个人来说是"不良食物",是一种外源性病邪 HPDFB。这种因人而异的医学研究是一种未来的方向。

功能医学的疗法倾向于自然疗法,目前大多是用天然植物的提取物或营养素,因此疗效弱,恢复较慢,面临发展的困难,尚需更长时间的探索。因为纠正大量的人体异常生理数据,是相当不容易的过程。尽管如此,功能医学的疗法可以避免化学药物层出不穷的不良反应,仍然获得部分人群的欢迎和支持。

笔者思考,功能医学研究的内容,会为中医原理提供更多微观层面的科学证据,同时中草药方剂能为功能医学提供更多、更有效的干预治疗手段,两者有很强的互补性,可互相借鉴,共同发展。

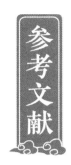
参考文献

［1］胡希恕. 胡希恕伤寒论讲座［M］. 3 版. 北京：学苑出版社，2016.

［2］胡希恕，冯世纶. 伤寒论通俗讲话［M］. 北京：中国中医药出版社，2008.

［3］段治钧，冯世纶，廖立行. 胡希恕医论医案集粹［M］. 北京：中国中医药出版社，2014.

［4］汤钊猷. 西学中，创中国新医学［M］. 上海：上海科学技术出版社，2019.

［5］王庭槐. 生理学［M］. 9 版. 北京：人民卫生出版社，2018.

［6］彭成. 中药药理学［M］. 4 版. 北京：中国中医药出版社，2016.

［7］朱国福. 中药学［M］. 北京：清华大学出版社，2012.

［8］王建枝，钱睿哲. 病理生理学［M］. 9 版. 北京：人民卫生出版社，2018.

［9］郭生白. 本能论［M］. 郑州：中原农民出版社，2016.

［10］张真. 无端崖［M］. 上海：上海远东出版社，2015.

［11］刘希彦. 大医至简［M］. 长沙：湖南科学技术出版社，2017.

［12］李绍清. 功能医学［M］. 合肥：安徽科学技术出版社，2014.

［13］王庆国. 伤寒论选读［M］. 4 版. 北京：中国中医药出版社，2016.

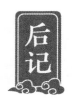

后记

笔者从事肝病肝移植临床工作 20 年，40 多岁后离开上海某三甲医院，转学中医，很多同行不理解，常问为何。笔者思考或许是从小受传统文化的熏陶，或许是因医院机械式繁重工作所累，身体已无法承受，更或许是想突破现代医学机械式思维，寻找更鲜活的医学。

更为实际的是人到中年，上有老下有小。父母和孩子的病，自己常常无能为力，因专业不对口，还要去求助相关专业的同行。父亲多年前不经意间说过一句话对笔者触动很大："你这三甲医院的大医生，家里小毛小病还治不了？"这恰恰说中了当今医生们特有的一种普遍现象。一个医生如果连自己父母的病都不会看，这种医学人生是不是有些缺憾呢？虽然这是个很自私的想法，但想必很多同行会有共感。这就是推动笔者转学中医的内在动力，也是撰写本书的初衷。

寻找的过程是艰难的，那几年业余时间泡在传统文化圈里，接触各种各样的人，总感觉希望在这里，但一直没找到，充满走投无路的感觉。直到一天遇见武学圈的寿关顺老师——孙禄堂形意拳孙氏太极拳第三代传人，同时也精通骨伤科，擅长正骨。记得是一个聚会，人很多，当时的几句话，让我立刻明白这是隐藏民间的高人。考验期后，笔者正式磕头拜师，开始练拳练功，把自己的身体恢复起来。

师父带徒弟的教学方式,完全不同于现代教学,让笔者明白了传统文化里的一些真东西在民间是怎么传承的,真正顽强的生命力在哪儿。随师练拳 3 年,终于看到了传统内家拳的大门,这里面有真东西,好东西! 也明白了传统文化的门怎么找、怎么入。不入门,就不知"道",练一辈子都是徒劳。

　　四十不惑。这个年龄段是人生很重要的时期,用现在的话叫"窗口期",是唯物辩证法能发生"否定之否定"的时期,否定之前的二三十年,寻找新生,产生一种人生转折,错过之后就难有机会了。不惑之年,很多事情不会被外表形式、习惯习俗等社会外在形式迷惑,简单的道理会自然地明白过来,不同于年轻时非要通过努力拼搏去证明自己如何如何。笔者的师父常说:"练拳是提升智慧的,只要时间到了,很多道理在你脑子里会一下子明白过来。"

　　笔者明白了悠久历史的中医,与内家拳一样,是有真东西的,只不过真金子埋在沙子里需要挖掘寻找,需要入门。中医书籍浩如烟海,从哪入手呢? 笔者思考,自古以来医圣的称号只有张仲景一人,历朝历代都检验过了,要寻找中医真谛,无疑要从圣人的书入手。

　　《伤寒论》代表的中医体系与现代医学完全不同,用现在的话来说,不在一个维度。这里面的经方,虽然是 1800 年前的,如今用起来,疗效依然惊人,让笔者折服,也深刻体会到什么是祖先的智慧。

　　根据笔者的体会,《伤寒论》的学习方法与现代医学完全不同。现代医学必须要经过医学院或医科大学的系统性学习,对于普通人来说想自学是不太可能的。医学术语名词就多如牛毛,而且还在不断地快速增加中,它们大多数是从英文翻译来的,极难懂。去过医院就有体会,医生一开口就是很多医学专业名词,听不了几句就发懵。大学毕业后是不会看病的,还要继续在医院里学。现代医学的知识体系不断更新,如同软件开发需要不断升级一样,大学里的知识面临淘汰升级,每年要学最新的、最前沿的知识。不仅如此,大医院的分科越来越细,要求医生要"专",比如专看心内科里心脏病的心律失常,专做射频治疗,一辈子局限在医学的一个点中。因每个专业学科都更新很快,专业与专业之间的鸿沟越来越大,遇到跨专业的病必须要请相关专业的同行会诊才行。级别很高的专家,想亲自治好平时家里父母孩子的各种小毛小病还真是不容易,因为专业不对口,大材难小用。中医学院或中医大学也是相似的体系,故教学方法和思路上更接近现代医学,普通人想学也很难有机会考入。

但中医可以自学。中医是中国传统文化不可分割的一部分,自古以来就一直保持着数量极其可观的中医爱好者,多是跟民间老师学或完全自学,这种动力和热情不受时代变迁及社会潮流的影响,真让人感慨。中医为什么能自学?因为即使中医里有很多专业术语,但也只不过是古汉语而已,只需强化一下古文基础知识就可以了,慢慢读、多读就会懂。《伤寒论》里的术语相对更少,只不过需要转化为现代语言的指向。笔者个人建议学《伤寒论》,如果同时能学唯物辩证法、人体解剖学和生理学基础知识则更好。

　　俗话说"秀才学医如笼中捉鸡"。过去落榜的秀才,转学中医者很多,成名医者也多。如今社会基础教育普及,普通人都比过去的秀才强,所以学中医反而不难。但最关键的是入门,需要好的老师点拨方能节省时间,少走弯路,但根本还在自己。入门就是要明白中医原理是怎么回事,这比背方子重要,不明医道,能背一千个方子都没用。

　　一个中医的水平高低不在于会背多少方子,"悟"很重要,学生要超过老师只能通过悟,学多了、背多了不一定有帮助,领悟越深,水平才能越高。这一点又与现代医学不同,学生超过老师并不难,只需跟紧最新版本的知识就行,跟上医学潮流就行了。但中医学生想超过老师就相对较难。

　　中医是边学边用的,可以在老师的指导下尝中药,尝方剂。用自己的身体去体会、去明白方剂的疗效作用,自己尝药再用于别人本身就是一种负责任的行为。笔者学《伤寒论》的过程中,几乎喝遍了所有的经方。这一点在现代医学是不行的,医生不能尝药。一个学习研究中医的人本身就可以是一个"研究所",不需要什么设备仪器;一个有水平的中医本身就可以是一家小医院,因为能看内科、妇科、儿科、皮肤科、神经科等各科杂病。中医医生本身就是全科医生。

　　古语云:"为人父母者不知医,谓不慈;为人子女者不知医,谓不孝。"一个人学中医对家庭健康是最有帮助的,这种"慈孝双全"应是学中医的一个强大动力吧。笔者所学能治好家人的病,得到父母的赞许,对此深有体会。更有志者,学中医能"上以疗君亲之疾,下以救贫贱之厄,中以保身长全,以养其生"(《伤寒论·序》)。

　　本书起笔受汤钊猷院士《西学中,创中国新医学》的启发。篇中对《道德经》的理解和引用受益于顾瑞荣先生的讲座,对《庄子》的理解和引用受益于张真先生和刘庆宇老师的指点。文中精美插图为女儿婧好在功课之余手绘。

本书一些浅见和不成熟的观点，望能够给读者带来一定的思考和启发，不足之处还望读者多批评指正。如是，则深感欣慰！

2021 年 12 月于朱家角古镇